Chirurgie Du Thorax Et Du Membre Superieur – Primary Source Edition

Anselme Schwartz

PRÉCIS DE TECHNIQUE OPÉRATOIRE

PAR LES PROSECTEURS DE LA FACULTÉ DE MÉDECINE DE PARIS

CHIRURGIE DU THORAX

ET DU

MEMBRE SUPÉRIEUR

Le *Précis de Technique opératoire* est divisé en 7 volumes.

Tête et cou, par Ch. Lenormant (2ᵉ édition).

Thorax et membre supérieur, par A. Schwartz (2ᵉ édition).

Àbdomen, par M. Guibé (2ᵉ édition).

Appareil urinaire et appareil génital de l'homme, par Pierre Duval (2ᵉ édition).

Membre inférieur, par Georges Labey.

Appareil génital de la femme, par Robert Proust.

Pratique courante et Chirurgie d'urgence, par Victor Veau (2ᵉ édition).

Chaque volume, cartonné toile et illustré de plus de 200 figures, la plupart originales.. . . . . 4 fr. 50

61287. — Imprimerie Lahure, rue de Fleurus, 9. à Paris.

PRÉCIS DE TECHNIQUE OPÉRATOIRE
PAR LES PROSECTEURS DE LA FACULTÉ DE MÉDECINE DE PARIS

CHIRURGIE DU THORAX

ET DU

MEMBRE SUPÉRIEUR

PAR

A. SCHWARTZ

DEUXIÈME ÉDITION

avec 199 figures dans le texte

PARIS

MASSON ET Cie, ÉDITEURS

LIBRAIRES DE L'ACADÉMIE DE MÉDECINE

120, BOULEVARD SAINT-GERMAIN

1908

INTRODUCTION

Par le Dʳ Paul BERGER,

Professeur de Médecine opératoire à la Faculté de Médecine de Paris.

« Quiconque écrit sur la médecine opératoire, a dit
M. Farabeuf dans la préface de sa première édition des
Ligatures, trouve deux rôles à remplir; dans le chirurgien,
en effet, il y a deux hommes : le clinicien, qui juge des
indications, de l'opportunité de l'opération, etc., et l'opérateur qui l'exécute. »

Restant dans les anciennes traditions de l'École pratique
de la Faculté de médecine de Paris, c'est aux opérateurs
qu'est destiné ce livre. Comme le *Précis de Manuel opératoire*, de M. Farabeuf, le *Précis de Technique opératoire* est
né dans cette école; il est le produit et en quelque sorte
l'expression de son enseignement.

Celui-ci s'est transformé ou plutôt il s'est complété dans
ces dernières années. A l'étude classique des ligatures, des
amputations, des résections, est venue se joindre la démonstration de toutes les opérations réglées qui se prati-
quent sur la tête, le cou, le thorax, l'abdomen et sur les
organes qui y sont contenus. Cet enseignement, confié
comme le premier aux prosecteurs de la Faculté et réparti
entre eux, vise le même but : c'est la précision anatomique
introduite dans la technique opératoire. A ce point de
vue, aucun exercice n'est supérieur à la pratique des ligatures artérielles et de certaines amputations; non seule-

ment celle-ci donne aux commençants et développe même chez les maîtres l'habitude du couteau sans laquelle il n'est pas de chirurgien, mais elle astreint ceux qui les exécutent à la discipline sévère de la recherche du point de repère. C'est ce double caractère qui a fait de l'École pratique une incomparable pépinière d'opérateurs; mais on a depuis longtemps reproché à cet enseignement trop limité de méconnaître les besoins actuels des élèves, et, par conséquent, de la majorité des médecins.

Ceux-ci, parmi les opérations sans nombre qu'ont fait apparaître les progrès de la chirurgie moderne, lorsqu'ils sont mis en présence d'un cas où peut être requise une de ces opérations nouvelles, veulent qu'on leur désigne un procédé, un seul, le meilleur, le plus sûr et qu'on leur jalonne en quelque sorte la route de point en point jusqu'à l'exécution complète du plan que ce procédé comporte; ce plan ils veulent pouvoir le tracer et le réaliser sur le cadavre, pour le retrouver, quelque modifié qu'il puisse être par les conditions pathologiques, sur le vivant.

C'est à ce besoin qu'a répondu le nouvel enseignement, inauguré il y a quelques années à l'École pratique et qui reconnaît à la chirurgie tout entière la même base anatomique, la détermination de la ligne et la recherche du point de repère; ce cours de technique chirurgicale et de manuel opératoire appliqués à toutes les opérations nouvelles, et en quelque sorte reproduit dans ce *Précis de Technique opératoire* que les prosecteurs de la Faculté de médecine livrent au public.

Ils n'ont eu pour objet ni les indications des opérations qu'ils décrivent, ni la comparaison des méthodes et des procédés au point de vue du but thérapeutique à remplir, ni les résultats et les discussions que ceux-ci soulèvent.

L'indication est établie; on a fait choix de la méthode, du procédé, en un mot de l'opération à faire; quel que soit le résultat qu'on en puisse retirer, ce sont les règles de son exécution qu'il faut établir et qu'il faut démontrer.

Tel était déjà le plan qu'avait suivi M. Farabeuf, dans son *Précis de Manuel opératoire*, pour les ligatures d'artères, les amputations, les résections; tel est celui que, pour toutes les autres opérations réglées, se sont proposé les Prosecteurs de la Faculté, poursuivant l'œuvre de leur prédécesseur, sans toucher au champ que celui-ci avait déjà parcouru et sans revenir sur les sujets qu'il a en quelque sorte épuisés dans son ouvrage.

Le *Précis de Technique opératoire* forme avec celui-ci un tout complet qu'on pourrait intituler le Guide de l'élève et du praticien dans l'exécution des opérations chirurgicales.

Il est, en effet, destiné aux élèves, non point à ceux qui n'ont en vue que le succès d'un examen ou d'une épreuve de concours, mais à ceux qui veulent par l'étude des opérations sur le cadavre se rompre aux difficultés dont ils devront triompher lorsqu'ils auront à les appliquer sur le malade et le blessé. Certains opérateurs, étourdis par la sécurité que l'ischémie pré-opératoire, l'emploi des pinces hémostatiques, les progrès de l'instrumentation et surtout les garanties réalisées par l'asepsie donnaient aux opérations, ont pu croire et dire que point n'était besoin de savoir l'anatomie pour être un chirurgien; c'est le principe contraire sur lequel est fondée toute la chirurgie moderne; pour opérer avec sûreté, il faut avoir cette correction que seule peut donner la fréquentation des amphithéâtres de médecine opératoire; une opération ne marche jamais mieux que lorsqu'on a pu en étudier et en répéter les temps successifs sur le sujet.

Le *Précis de Technique opératoire* est donc avant tout un manuel qui permet, sur le cadavre, de se préparer aux opérations que l'on doit exécuter sur le vivant. Il ne sera pas moins utile à ceux — et c'est le plus grand nombre — qui n'ont point à leur disposition un amphithéâtre où ils puissent repasser les règles de l'acte chirurgical qu'ils auront prochainement à accomplir, aux praticiens qui sont dans l'obligation de pratiquer à bref délai une opération qu'ils n'ont jamais ou qu'ils n'ont que rarement eu l'occasion de faire ou de voir faire par leurs maîtres.

Ils y trouveront le manuel détaillé des opérations courantes que tout médecin, livré à ses seules ressources, peut être appelé à exécuter s'il ne veut laisser péricliter son malade : la trépanation de la mastoïde, l'opération de l'appendicite aiguë, les sutures intestinales, par exemple; ils y trouveront aussi les directions qui leur permettront l'abord des interventions plus compliquées et d'un ordre plus élevé, quand ils s'y trouveront encouragés par leurs aptitudes chirurgicales.

Pour ôter au lecteur toute incertitude et pour lui éviter d'avoir à se prononcer entre des procédés qu'il ne serait pas toujours à même de juger, il importait de faire pour lui ce choix, et parmi ces procédés de ne lui en présenter qu'un seul pour une opération déterminée; c'est ce qu'ont fait les auteurs. Ils ont, à dessein, passé sous silence tout ce qui n'est pas pour eux ce procédé de choix, négligeant toutes les variantes, passant sous silence parmi les modalités opératoires celles qui n'ont qu'un intérêt historique, forcés souvent de ne pas mentionner certaines pratiques utiles à connaître et parfois même bonnes à suivre; pour réaliser l'unité, la simplicité dans l'action comme dans l'exposition, ils ont tenu, pour chaque but à remplir, à ne proposer à l'opérateur qu'un plan et à lui en tracer les lignes sans lui permettre d'en dévier.

Nous avons dit que dans toute opération ce plan, cette ligne de conduite étaient basés sur la connaissance exacte de l'anatomie de la région sur laquelle on opère.

Un résumé clair et précis de ces notions était donc nécessaire pour servir d'introduction à la description d'un grand nombre de ces procédés. Cette introduction éclaire et abrège tout à la fois l'exposé de la technique opératoire, en rappelant les dispositions qui peuvent servir de point de repère dans la recherche d'un organe, celles qui, dans l'opération, peuvent créer des difficultés et des dangers, et qu'on n'a plus qu'à signaler d'un mot au cours de la description de l'acte opératoire lui-même.

Est-il besoin de dire que la lecture d'un procédé opératoire ne se fixe jamais dans l'esprit comme le fait son exécution, soit sur le cadavre, soit bien mieux encore sur le vivant. Mais, à défaut de ce moyen d'étude, des figures simples et claires, précises autant que sobres de détails. représentant chacun des principaux actes, chacun des temps successifs de l'opération, permettent d'en suivre la description et de s'acheminer de station en station vers son achèvement, comme on le ferait l'instrument à la main. Cette représentation par l'image est non seulement le complément obligé, mais l'une des parties les plus essentielles de l'enseignement par le livre.

Il est pour celui-ci ce qu'est la démonstration de l'opération à l'amphithéâtre dans l'enseignement pratique de la médecine opératoire. C'est dire le soin avec lequel les auteurs ont tenu à ce que chacune de leurs descriptions fût accompagnée de figures nouvelles, exécutées sur leurs préparations, d'après leurs indications : il y avait à cet

égard un double écueil à éviter : trop exactement repro-
duite, ainsi qu'elle résulte souvent de la photographie, la
représentation d'un temps opératoire est parfois obscure,
surchargée de détails confus, et difficile à interpréter ;
schématique, elle cesse souvent d'être vraie et de donner
une notion exacte de ce que l'on aura à constater au cours
de l'opération : il y a donc un terme moyen à trouver,
et les très nombreuses figures qui illustrent le texte sem-
blent le réaliser d'une manière à peu près irréprochable.

Me sera-t-il permis de dire ce que je pense de la rédac-
tion de cet ouvrage? Ainsi que je le rappelais tout à
l'heure, le prosectorat à la Faculté de Médecine est l'École
à laquelle se sont formés presque tous nos chirurgiens;
forcés d'apprendre pour enseigner aux autres, les prosecteurs gagnent à cet exercice incessant et simultané de la
parole et de la main, à l'élaboration intellectuelle qui l'accompagne, une précision, une sûreté impeccables dans
l'exécution des opérations, une méthode et une clarté que
peu d'autres acquièrent dans l'exposition des procédés
qu'ils démontrent aux élèves. Internes ou anciens internes
des hôpitaux, ils ont, en voyant opérer leurs maîtres, très
souvent en opérant eux-mêmes, complété ce que l'exécution exclusive des opérations sur le cadavre laisse d'im-
parfait dans l'éducation chirurgicale. Forcés d'ailleurs de
fournir dans un temps limité un enseignement complet
des matières qu'ils ont à traiter à l'École, ils étaient particulièrement doués pour entreprendre la tâche qu'ils se
sont imposée, et pour la mener vite à bien. Présentée de
la sorte au lecteur, leur œuvre représente bien ce qu'elle
doit être : l'exposé de la technique chirurgicale au moment
précis où nous sommes.

Janvier 1904.

PRÉFACE DES AUTEURS

Ce *Précis de Technique opératoire* est la publication simple des cours de médecine opératoire, que la Faculté nous confie pendant le semestre d'été. La haute direction de cet enseignement appartient à M. le Professeur P. BERGER, qui nous fait l'honneur d'inscrire son nom en tête de cet ouvrage; nous lui en sommes profondément reconnaissants.

Ces cours, qui comprennent toute la chirurgie opératoire des viscères et des membres, ont été créés par M. le Professeur TERRIER. M. H. HARTMANN, sous-directeur des travaux de médecine opératoire, s'est dévoué à l'organisation de cet enseignement spécial à notre École pratique; il l'a fait sien. C'est à lui qu'il faut attribuer le succès croissant que ces cours remportent auprès des docteurs français et étrangers à qui ils sont réservés.

Ce succès, comme aussi l'absence d'un précis de technique opératoire, nous engage à publier nos cours tels que nous les professons.

C'est œuvre solidaire de tous les prosecteurs de la Faculté : chacun de nous traite dans cet ouvrage la partie qu'il enseigne.

Ces livres ne peuvent donc être que de la technique opératoire. Il n'y est décrit que les opérations typiques, sans que nous puissions envisager les multiples modifications de détail que la variabilité de l'état pathologique peut imprimer à une intervention.

Ce *Précis* s'adresse aux étudiants, qui y trouveront l'enseignement de la chirurgie opératoire dont ils ont besoin pour leurs études et qui, aujourd'hui, fait véritablement partie de l'éducation médicale.

Il s'adresse aussi aux docteurs, qui doivent tous connaître la technique opératoire, car la pratique chirurgicale n'est plus, comme autrefois, réservée à une élite peu nombreuse.

Il est des opérations que tout docteur doit savoir exécuter.

Le but de ces livres est de donner un procédé choisi pour chaque intervention, et, par une description très détaillée et très figurée, la compréhension complète de l'acte opératoire et la possibilité de l'exécuter immédiatement.

Pour chaque opération, un seul procédé est donné, celui que notre expérience de prosecteurs et la pratique chirurgicale de nos maîtres ont choisi.

Ce procédé, le plus souvent, combine les techniques de différents chirurgiens ; il emprunte aux uns et aux autres les manœuvres qui nous ont semblé bonnes ; il est donc impersonnel.

La bibliographie serait donc ici inutile, nous l'avons complètement laissée de côté.

Nous avons cru utile de réunir dans un livre spécial de « Pratique courante et chirurgie d'urgence » toutes les interventions qui constituent pour le praticien la chirurgie journalière, et la chirurgie d'exception à laquelle il ne saurait se refuser.

Fait dans un but immédiatement pratique et urgent, il est le seul de nos livres qui donne des indications opératoires et envisage les soins généraux et particuliers; les autres ne contiennent que de la technique pure.

Nous avons pris soin de faire des descriptions très détaillées, ne négligeant aucun détail sur les positions de l'opéré, du chirurgien, de son aide, sur le maniement des différents instruments.

A cette description, nous avons adjoint un nombre considérable de figures : chaque position, chaque temps opératoire sont représentés; les détails anatomiques essentiels sont à tout moment figurés.

La combinaison d'une description très précise et d'une illustration très détaillée nous a semblé indispensable pour obtenir la netteté et la clarté dans l'exposition.

Nos éditeurs, MM. Masson et Cie, nous ont laissé pour l'illustration de ces livres une liberté entière. Le nombre considérable de figures nouvelles qu'ils nous ont accordé montre quel vif intérêt ils prennent aux méthodes d'enseignement; nous ne saurions trop les en remercier.

Janvier 1904.

DIVISION DES 7 VOLUMES

DU

PRÉCIS DE TECHNIQUE OPÉRATOIRE

TÊTE ET COU (Ch. Lenormant.)

Crâne. — Technique générale de la craniotomie, craniectomie, interventions sur le sinus latéral, le cervelet et la méningée moyenne.

Oreille et mastoïde. — Trépanation simple, évidement pétromastoïdien, traitement des complications intra-craniennes.

Squelette de la face. — Trépanation des sinus de la face (sinus frontal, sinus maxillaire, cellules ethmoïdales et sphénoïdales). résections du maxillaire supérieur (totale et partielle), ostéotomies pour aborder l'orbite et le naso-pharynx, ostéotomies et résections du maxillaire inférieur.

Nerfs de la face. — Trijumeau, ganglion de Gasser, facial.

Bouche, pharynx, glandes salivaires. — Bec-de-lièvre et divisions du voile du palais, amputations de la langue, pharyngotomies, extirpation des glandes sous-maxillaire et parotide.

Larynx, trachée, corps thyroïde. — Laryngotomie, laryngectomies totale et partielle, trachéotomie, chirurgie du corps thyroïde.

Cou. — Vaisseaux, nerfs, torticolis, œsophagotomie cervicale.

THORAX — MEMBRE SUPÉRIEUR (A. Schwartz.)

THORAX

Sein. — Ablation partielle du sein, ablation totale du sein, curage de l'aisselle.

Parois thoraciques, plèvre et poumons. — Résection costale, thoracectomie sans ouverture de la plèvre, thoracectomie avec ouverture de la plèvre, pneumotomie.

ABDOMEN (M. Guibé.)

Paroi abdominale. — Technique des laparotomies, traitement des éventrations, cure radicale des hernies, hernie inguinale, hernie crurale, hernie ombilicale, traitement des hernies étranglées, kélotomie.

Estomac. — Exploration, gastrotomie, gastrostomie, gastro-entérostomie, gastrectomie, résection du cardia, gastroplication, gastropexie.

Intestin. — Sutures intestinales, entérectomies et entérorraphies, jéjunostomie, exclusion de l'intestin, traitement de l'invagination intestinale, résection du segment iléocæcal, résection de l'appendice, résection des côlons, anus iliaque temporaire, anus iliaque définitif, colopexie, cure de l'anus contre nature.

Rectum et anus. — Résection des hémorrhoïdes, extirpation périnéale et abdomino-périnéale du rectum, résection du rectum par voie anale et par voie sacrée, rectococcypexie, myorraphie des releveurs, rectotomie postérieure.

Annexes du tube digestif. — Voies d'abord du foie (voies péritonéale, sous-pleurale, transpleurale), suture et tamponnement du foie, résection du foie, kysto-hépatostomie, hépatotomie pour abcès, hépatopexie.

Exploration des voies biliaires, cathétérisme des voies biliaires, cholécystotomie, chlolécystostomie, cysticotomie, cholécystentérostomie, cholécystectomie, cholédochotomie (sus-duodénale, rétropancréatique, transduodénale, duodénotomie). Résection du canal cholédoque.

Splénectomie, splénopexie.

Voies d'abord du pancréas.

Omentopexie.

APPAREIL URINAIRE
ET APPAREIL GÉNITAL DE L'HOMME
(Pierre Duval.)

Appareil urinaire. Rein et bassinet. — Voie lombaire, voie transpéritonéale, découverte du rein, néphropexie, néphrotomie, néphrorraphie, néphrostomie, néphrectomies, pyélotomie, pyélo-rénoplicature, urétéro-pyélonéostomie.

Uretère. — Découverte de l'uretère, segments rénal, lombaire, pelvien; voie transpéritonéale, voie sous-péritonéale, uretère pelvien chez la femme, urétérotomie, urétéroplasties, urétérectomies, urétérorraphies, greffes de l'uretère.

Vessie. — Cystotomie, taille hypogastrique longitudinale et transversale, taille vaginale, taille sous-symphysaire, cystorraphie, cystostomies, cystectomies, curettage de la vessie.

Prostate. — Voie périnéale, voie endo-vésicale, prostatectomies.

Urètre. — Urètre de l'homme, urétrotomies internes et externes, boutonnière périnéale, urétrectomies, urétrorraphies, urétrostomie périnéale, urétroplasties, hypospadias; urètre de la femme, urétrotomie interne et externe, urétroplasties, urétrectomies.

Appareil génital de l'homme. — Chirurgie du testicule et de ses enveloppes, résection du scrotum, chirurgie de la vaginale, castrations, épididymectomie, orchidotomie, chirurgie du cordon spermatique, de la vésicule séminale, du pénis, émasculation totale.

APPAREIL GÉNITAL DE LA FEMME
(Robert Proust.)

Vulve, vagin, périnée. — Déchirures du périnée, incomplètes et complètes, prolapsus. Périnéorraphie, procédés par avivement et par dédoublement. Déchirures complètes. Technique des sutures rectales, reconstitution du sphincter, colporraphie antérieure, colporraphie à plicature profonde, périnéoplastie par glissement, myorraphie des releveurs de l'anus.

Fistules vésico-vaginales; voie vaginale, procédés par avivement et par dédoublement, voie ischio-rectale; voie sus-pubienne, oblitération indirecte, colpocleisis, fistules vésico-utérines, avivement et procédé mixte, hystéro-stomatocleisis et hystéro-cleisis vésical, fistules urétéro-vaginales et urétéro-cervicales; fistules recto-vaginales, voie vaginale, avivement et dédoublement, autoplastie par glissement, voie périnéale, abaissement du rectum, dédoublement du périnée, voie vagino-périnéale, fistules recto-périnéales, abaissement du rectum.

Utérus et annexes. Voie vaginale. — Dilatation du col, discision du col, curettage, stomatoplastie, redressement utérin, cunéo-hystérectomie vaginale, hystéropexie vaginale trachélorraphie.

amputation sous-vaginale du col à un et à deux lambeaux, amputation sus-vaginale, hystérectomie vaginale, morcellement, hémisection antérieure et évidement conoïde, hémisection de l'utérus, extirpation des annexes, myomectomie.

Voie abdominale. — Hystéropexie abdominale, raccourcissement extra-péritonéal et intra-péritonéal des ligaments ronds, raccourcissement des ligaments larges.

Hystérectomie abdominale totale, procédé classique, procédé américain, décortication sous-péritonéale sans hémostase préalable, hémisection, hystérectomie sub-totale, hystérectomie par section première du col, hystérectomie pour prolapsus, opération césarienne et opération de Porro, myomectomie, oophoro-salpingectomie, castration utéro-annexielle, opérations conservatrices sur les annexes.

PRATIQUE COURANTE
ET CHIRURGIE D'URGENCE (Victor Veau.)

Généralités. — Incision, hémostase, suture, anesthésie locale, greffes simples, abcès froids.

Tête et cou. Thorax. — Interventions d'urgence dans les fractures du crâne, corps étrangers, trépanation de la mastoïde, abcès, trachéotomie, pleurésies purulentes.

Abdomen. — Laparotomie pour traumastismes, péritonites aiguës, hernies étranglées, cure radicale de la hernie inguinale et crurale, anus temporaire, occlusion intestinale, anus définitif, cancer du rectum.

Rectum et anus : dilatation, hémorrhoïdes, abcès péri-anaux, fistules anales, imperforation anale.

Organes génitaux de la femme : laparotomie pour grossesse tubaire rompue, colpotomie pour abcès pelvien, curettage de l'utérus.

Organes génitaux de l'homme : phimosis, opérations sur la vaginale, castration, intervention dans les ruptures traumatiques de l'urètre, infiltration d'urine.

Membres. — Hémorragie traumatique, suture des tendons, des nerfs, abcès des membres, trépanation des os dans l'ostéomyélite, arthrotomies pour arthrites purulentes, ongle incarné, amputations pratiques.

CHIRURGIE DU THORAX

ET DU

MEMBRE SUPÉRIEUR

CHIRURGIE DU THORAX

I. CHIRURGIE DU SEIN

I. ABLATIONS PARTIELLES DU SEIN (EXTIRPATION DE TUMEURS BÉNIGNES, DE KYSTES)

Nous décrirons deux procédés, deux voies, pour aborder et extirper une tumeur bénigne du sein, une voie superficielle, classique, commune, et une voie profonde, dont la cicatrice cutanée doit être masquée et qu'on emploie chez les jeunes femmes dans un but esthétique.

a) Procédé commun (amputation cunéiforme). Incision. — Cette incision, ovalaire, contourne des deux côtés la tumeur, en passant, de chaque côté, à un bon travers de doigt en dehors de la lésion, en plein tissu sain (fig. 1). La tumeur ainsi libérée superficiellement, on la saisit avec une pince tenue de la main gauche, tandis que, avec le bistouri, on la libère profondément et sur tout son pourtour jusqu'à son énucléation complète (fig. 2).

b) Procédé esthétique. — Ce procédé consiste à masquer la cicatrice future dans le sillon sous-mammaire.

Incision. — Se fait dans le sillon sous-mammaire. De la main gauche relever le sein et tracer cette incision, plus ou moins longue, suivant le volume de la tumeur à extirper (fig. 3).

Le bistouri va franchement jusqu'au tissu cellulaire lâche

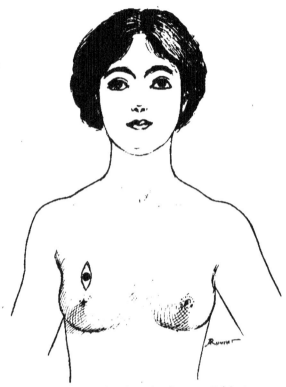

Fig. 1. — Incision bordant de chaque côté la tumeur.

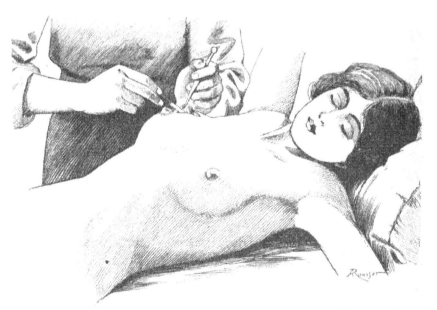

Fig. 2. — Une pince soulève la peau recouvrant la tumeur, tandis que le bistouri
libère cette dernière.

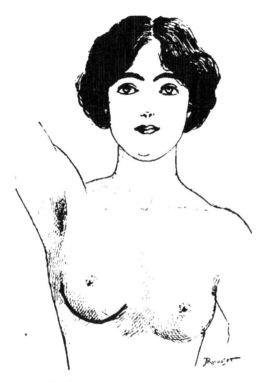

Fig. 3. — Incision sous-mammaire.

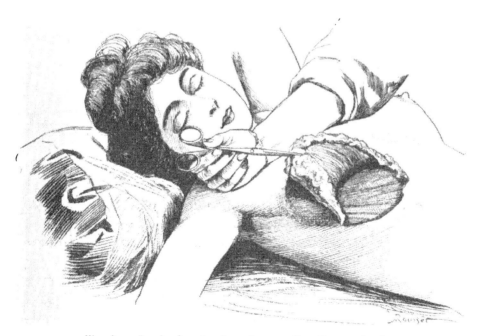

Fig. 4. — La glande est *retournée*, on voit sa face profonde.

sous-mammaire et, avec la plus grande aisance, les doigts de la main droite décollent toute la glande du muscle grand pectoral, tandis qu'une pince, tenue de la main gauche, la soulève. On a alors sous les yeux la face profonde de la mamelle (fig. 4). Cette dernière est retournée et c'est par sa face profonde qu'on attaque et qu'on énuclée, comme précédemment, la tumeur. Cette opération terminée, on rabat la glande et l'on suture la peau.

M. Morestin vient de décrire et de pratiquer un autre procédé esthétique. Il fait une incision *axillaire*, et à travers cette dernière, creusant un véritable tunnel sous les téguments jusqu'à la tumeur, il la saisit avec une longue pince et l'extirpe par cette voie. La cicatrice est axillaire et par conséquent masquée.

II. ABLATION TOTALE DU SEIN, AVEC CURAGE DE L'AISSELLE (NÉOPLASME DU SEIN)

Deux principes fondamentaux doivent guider l'opérateur dans l'ablation du sein cancéreux : 1° *il faut dépasser largement, en étendue et en profondeur, les limites du néoplasme, sans se préoccuper de la réparation ultérieure*; 2° *il faut enlever, en une seule masse, la glande, les ganglions de l'aisselle et les lymphatiques qui les unissent.*

Opération. — La malade est couchée sur le dos, près du bord de la table, le membre supérieur en abduction, un peu au delà de l'horizontale. L'opérateur se place en dedans de ce membre, faisant face au sein, l'aide est du côté opposé. Empoignant, avec sa main gauche, toute la mamelle, la soulevant, tracer une incision première qui commence (à droite) ou finit (à gauche) sur la face interne du bras, mais en avant, près du bord inférieur du grand pectoral, sur le coraco-biceps, contourne le sein par une courbe à concavité externe, en passant à *trois bons travers de doigt au delà du néoplasme*, s'arrête au-dessus du sein, sur la paroi thoracique. Remettant le bistouri au point initial, faire une autre incision, également courbe, mais à concavité interne, encadrant la moitié externe du sein, et rejoignant à l'autre extrémité l'incision première. On aura ainsi une ellipse, comprenant dans son intérieur la glande, *dépassant de* *toutes parts, largement,* la tumeur (fig. 5). Cette incision com-

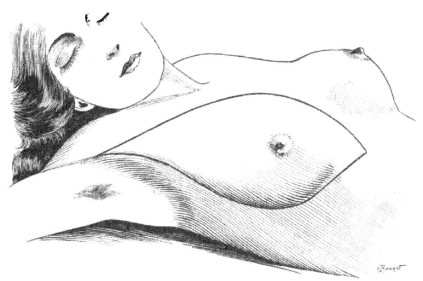

Fig. 5. — Tracé de l'incision pour l'ablation totale du sein.

prendra la peau et le tissu cellulo-graisseux sous-cutané. Des pinces font immédiatement l'hémostase.

Saisir de la main gauche la peau de la lèvre interne de l'in-

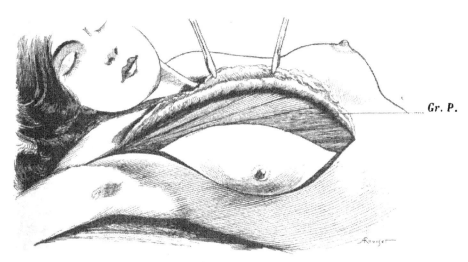

Fig. 6. — Incision faite. La peau de la lèvre interne est disséquée et ses pinces l'écartent en dedans, découvrant les fibres du grand pectoral (*Gr. P.*)

cision et, avec le bistouri, la décoller, pour mettre à nu les insertions costales du muscle grand pectoral (fig. 6).

Sectionner de haut en bas (à droite), ou de bas en haut (à gauche) tous les faisceaux du muscle, en soulevant chaque fois avec son index les faisceaux successifs, avant de les couper. Après la section totale, le grand pectoral se laisse soulever et rabattre en dehors, sur la glande déjà libérée; chemin faisant on est arrêté sur la face profonde du muscle par son pédicule vasculo-nerveux, qui est sectionné, les vaisseaux entre deux pinces. On achève la libération complète du grand pectoral en

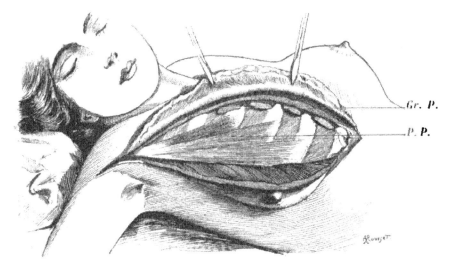

Fig. 7. — Le grand pectoral est incisé et rabattu en dehors, sur la glande; le petit pectoral est visible dans toute son étendue.

se portant vers son tendon huméral, et on découvre du même coup le muscle petit pectoral (fig. 7).

Couper ce muscle, perpendiculairement à sa direction, près de son insertion costale, le rabattre en dehors, le soulever complètement et le suivre ainsi jusqu'à son tendon terminal, coracoïdien; ce tendon est sectionné au bistouri, *très prudemment, un doigt l'ayant libéré* et soulevé pour éviter une blessure du paquet vasculo-nerveux sous-jacent. Le grand pectoral est de même sectionné dans la partie externe de la plaie.

Dès lors la paroi thoracique est à nu. Avec le sein se trouve rejetée en dehors toute la paroi antérieure de la pyramide axillaire.

Déposer, pour le moment, l'instrument tranchant et se servir de la sonde cannelée. Se portant vers la partie supérieure et externe de la plaie, on reconnaît le paquet vasculo-nerveux de l'aisselle. D'un coup de sonde cannelée, *prudent*, ayant la direction des vaisseaux qui vont de la clavicule à la face interne du bras, les mettre à nu, en coupant, entre deux pinces, les branches vasculaires collatérales qu'on rencontre. La pince et la sonde suffisent (un bistouri est mieux pour ceux qui ont l'habitude de ces interventions) pour disséquer tout le creux de l'aisselle, en refoulant en dehors, vers la glande libérée, *toute la graisse* et *tous les ganglions de la pyramide axillaire*. La dissec-

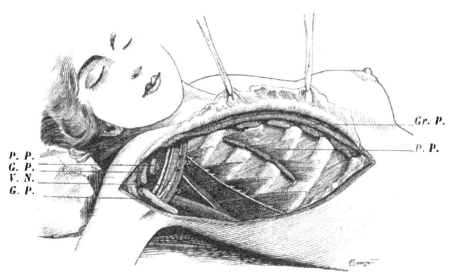

Fig. 8. — La glande est enlevée. On voit de dedans en dehors : la section du grand pectoral (**Gr. P.**), celle du petit pectoral (**P. P.**), le gril costal avec les insertions costales du grand dentelé et son nerf ; la paroi postérieure du creux axillaire (sous-scapulaire, grand rond, grand dorsal) ; le paquet vasculo-nerveux de l'aisselle ; la section externe des muscles pectoraux.

tion est terminée quand on voit très nettement la paroi postérieure du creux de l'aisselle (muscles sous-scapulaire, grand rond et grand dorsal, avec leurs nerfs qu'il faut respecter et le paquet vasculo-nerveux, traversant la région (fig. 8).

Il ne reste plus qu'à enlever d'une seule pièce toute la masse libérée, comprenant : la glande, la graisse de l'aisselle avec ses ganglions, les lymphatiques de la mamelle et les muscles pectoraux.

La réparation est quelquefois simple et la suture ne présente aucune difficulté. D'autres fois, au contraire, l'exérèse a été trop large et la réunion immédiate est impossible, dans toute l'étendue de la plaie. Alors, au lieu de laisser une partie de cette dernière à découvert, employer le procédé d'autoplastie préconisée par notre maître, M. Quénu([1]). Tailler un lambeau quadrilatère, de dimensions proportionnées à l'étendue de la surface cruentée, *au-dessous de celle-ci*, c'est-à-dire au niveau de l'hypocondre. La *base du lambeau* est postérieure; sa *direction*

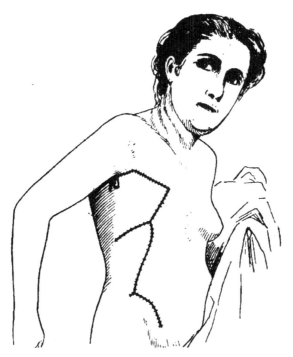

Fig. 9. — (M. Quénu). Les sutures montrent qu'on a pris un premier lambeau au niveau de l'hypocondre, et, ce dernier n'ayant pas suffi, un deuxième au niveau de la fosse iliaque.

parallèle à la *perte de substance*; après dissection, il est attiré en haut et suturé à la peau de la région pectorale. A la place du lambeau se trouve alors une surface cruentée qui, dans certains cas, peut être comblée par simple suture de ses bords, qui, d'autres fois, nécessite une deuxième autoplastie, analogue à la première, le lambeau étant pris alors sur la paroi abdominale, parfois jusqu'au niveau de la fosse iliaque (fig. 9).

Une boutonnière est faite dans la peau du creux de l'aisselle et un petit drain y est placé pendant 48 heures.

(1) *Revue internat. de thérap. et de pharmacol.*, août 1897.

II. CHIRURGIE DES PAROIS THORACIQUES, DE LA PLÈVRE ET DU POUMON

I. THORACENTÈSE

La ponction pleurale, dans le but d'évacuer un épanchement liquide, quelle que soit d'ailleurs sa nature, se fait avec l'appa-

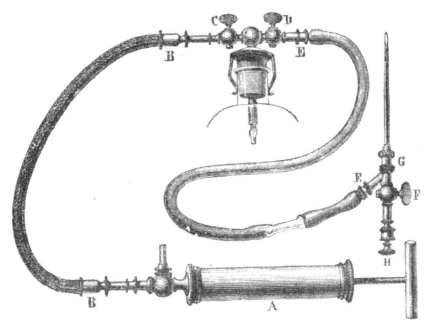

Fig. 10. — Appareil aspirateur de Potain.

reil aspirateur ; la figure ci-jointe en montre tous les détails mieux que toute description (fig. 10).

Lieu où se fera la ponction. — Ce point est extrêmement variable ; s'agit-il d'une pleurésie libre, ce sera le 8e ou le 9e espace sur la ligne axillaire, toujours à trois travers de doigt au moins au-dessus du rebord costal, pour éviter le diaphragme ; au contraire, si la pleurésie est enkystée, c'est au niveau même de l'épanchement que doit pénétrer le trocart ; c'est, en deux mots, en pleine *matité* qu'il faut ponctionner.

Position du malade. — Le malade est couché sur le côté opposé, reposant sur un plan incliné, de façon qu'il soit à demi assis. La région où se fera la ponction est soigneusement lavée.

Points de repère. — Avec les doigts, dans la région déterminée, examiner l'espace intercostal et repérer *le bord supérieur de la côte*, au niveau que l'on a choisi; l'index de la main gauche fixera ce bord supérieur, la face unguéale en haut.

Ponction. — Un aide ayant déjà fait le vide dans l'appareil, saisir de la main droite l'aiguille, solidement, comme un tro-

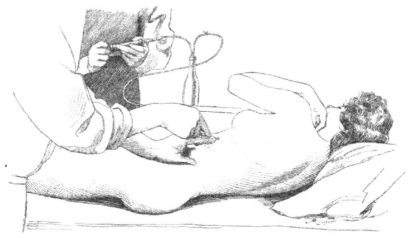

Fig. 11. — L'index gauche repère le bord supérieur de la côte. Le trocart tenu ferme de la main droite, suit l'ongle de l'index gauche.

cart, l'index de cette main droite limitant sur l'aiguille la longueur qui doit pénétrer. Appuyant cette aiguille sur le bord supérieur de la côte, en prenant pour guide l'ongle de l'index gauche, l'aiguille sera poussée, sans brusquerie, sans violence, mais avec un effort soutenu, jusque dans la plèvre, à 3, 4, 5 centimètres de profondeur, suivant les cas. Une sensation spéciale, d'ailleurs, indique le plus souvent que l'aiguille est libre dans la cavité pleurale (fig. 11).

La ponction faite et le liquide évacué, l'aiguille est retirée assez brusquement avec la main droite, tandis que le pouce et l'index de la main gauche appuient sur la peau, autour du point de pénétration. Un petit pansement collodionné obture l'orifice.

II. RÉSECTION COSTALE

La résection costale, quel que soit son but, est presque toujours sous-périostée ; on enlève la côte en laissant son périoste. Ce procédé, que seul nous décrirons, a le grand avantage de permettre la facile ablation de la côte, sans endommager la plèvre sous-jacente.

Instruments nécessaires. — Pour faire l'ablation d'un

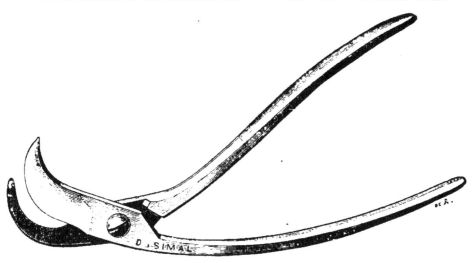

Fig. 12. — Costotome.

segment costal, il faut, en plus des instruments ordinaires (bistouri, pinces, etc.) une *rugine courbe* pour dépérioster la côte et une pince coupante ou un costotome, pour sectionner le squelette (fig. 12).

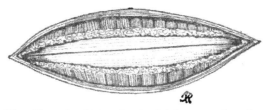

Fig. 13. — Le bistouri a incisé la peau, les plans musculaires superficiels et le périoste.

Opération. — Les deux mains ayant exploré la côte, repéré ses bords supérieur et inférieur et sa face externe, tendre les téguments, mener une incision parallèle à la côte et suivant le milieu de sa face superficielle. La peau et les plans musculaires s'écartent ; repassant dans l'incision, le bistouri incise le périoste, suivant la même ligne et dans toute l'étendue de la plaie (fig. 15).

Saisissant la rugine de la main droite et la tenant comme

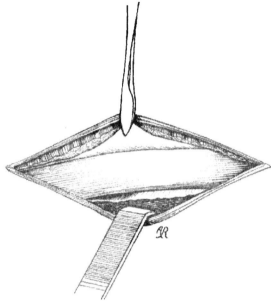

Fig. 14. — Le périoste est complètement détaché de la face externe de la côte ; une pince attire en haut la lèvre supérieure de la lame périostique.

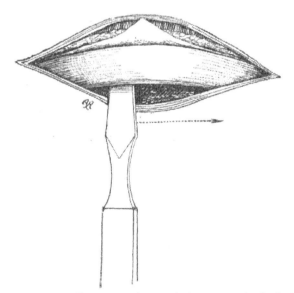

Fig. 15. — La rugine détache le périoste de la face profonde de la côte.

un trocart, on détache successivement de la côte la lèvre supérieure, puis la lèvre inférieure du périoste, jusqu'à la découverte complète de la face superficielle de la côte (fig. 14).

Avec la rugine, tenue obliquement, et de sa pointe qu'on insinue entre le périoste et le bord inférieur de la côte, libérer ce bord dans toute l'étendue de la plaie, pour détacher le paquet vasculo-nerveux qu'on ne voit pas.

La rugine peut dès lors être introduite sous la face profonde

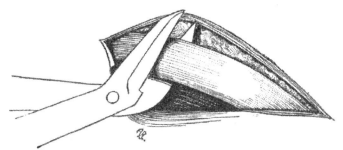

Fig. 16. — Le costotome coupe la côte à une extrémité de la plaie.

de la côte, toujours entre elle et le périoste et cheminant de bas en haut, elle détache ce dernier sur toute la largeur de la côte. Alors, appuyant sur la côte et la suivant, elle détache de gauche à droite le périoste de tout le segment de côte libéré (fig. 15).

Le costotome est introduit sous la côte dénudée et, poussé vers la partie gauche, il la sectionne (fig. 16).

Cheminant de gauche à droite, ses deux branches saisissent de même la côte à l'autre

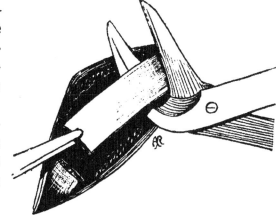

Fig. 17. — Le costotome coupe l'autre extrémité de la côte tandis qu'une pince la soulève au point déjà coupé.

extrémité de la plaie et, tandis qu'une pince la maintient et la soulève au point déjà coupé, la section est achevée (fig. 17)

III. THORACECTOMIE SANS OUVERTURE DE LA PLÈVRE

Cet acte opératoire, l'ablation du gril costal, laissant la plèvre pariétale intacte, grâce à l'absence d'adhérences entre les deux plans, peut se pratiquer dans un double but : 1) celui d'intervenir sur la plèvre elle-même ; 2) celui d'explorer, *à travers la plèvre pariétale*, la surface pulmonaire, soit dans l'étendue de la brèche, soit même bien au delà, par le décollement de la plèvre pariétale. Cette intervention devient ainsi une véritable *thoracotomie exploratrice* (Tuffier) suivie ou non, d'une opération plus complète sur les organes sous-jacents. Ce *décollement pleuro-pariétal* constitue d'ailleurs un des actes essentiels de la plupart des interventions sur les organes de la cage thoracique.

1) *Thoracectomie définitive*.

C'est, comme l'indique le nom, l'ablation définitive d'une portion du gril costal, ablation sous-périostée, il est vrai, permettant d'espérer une restauration osseuse.

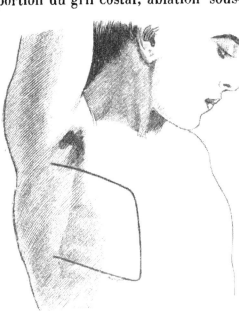

L'acte opératoire n'est qu'une répétition de la résection costale simple précédemment décrite.

Incision. — Variable suivant les cas et surtout suivant les auteurs, il vaut mieux adopter pour toute résection costale un peu large l'incision en U.

Supposons que nous voulions réséquer un segment des côtes 4, 5, 6 et 7, sur la ligne axillaire.

Fig. 18. — Incision en U.

Dans cette région, menons une incision supérieure, qui suit la 4ᵉ côte, sur son milieu, et se dirige avec elle en bas et en avant ; après un trajet variable, de 6 à 10 centimètres, le bistouri, en arrondissant, tourne à

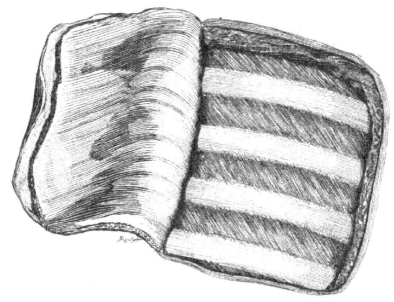

Fig. 19. — Volet musculo-cutané découvrant le gril costal.

angle droit pour faire la partie convexe de l'U, perpendiculaire

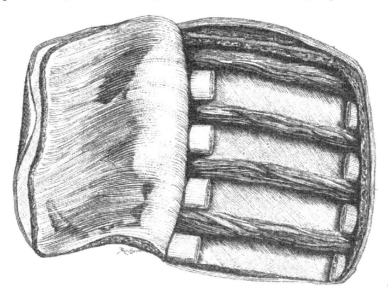

Fig. 20. — Résection sous-périostée des côtes, découvrant la plèvre pariétale encore
masquée par le périoste des côtes et le contenu de l'espace intercostal.

cette fois aux arcs costaux; arrivé sur la 7ᵉ côte, la côte inférieure de la résection, l'incision remonte le long de cette côte,

parallèle à la branche horizontale supérieure dont elle aura la longueur (fig. 18).

Dissection du lambeau musculo-cutané. — Saisissant avec la pince tenue de la main gauche l'angle supéro-interne du lambeau ainsi dessiné, ce dernier sera disséqué et soulevé tout entier, emmenant avec lui toute la musculature qui recouvre le gril costal. On aura ainsi un lambeau en U à pédicule postéro-supérieur, découvrant la région costale sur laquelle doit porter la thoracectomie (fig. 19).

Résection costale. — Les quatre côtes sont réséquées suivant le manuel opératoire précédemment décrit. On aura ainsi sous les yeux toute la région dont la résection sous-périostée des côtes a mis à découvert la plèvre recouverte encore par le périoste des côtes enlevées et par le contenu des espaces intercostaux (fig. 20).

2) *Thoracectomie temporaire.*

Cette opération diffère de la précédente par ce fait que les côtes ne sont pas réséquées. On soulève, dans la région déterminée, les côtes, sous forme d'un volet, contenant le squelette et tout le contenu de l'espace intercostal, volet musculo-osseux par conséquent, ayant, comme le volet superficiel, musculocutané, un pédicule, dans lequel les vaisseaux et nerfs sont intacts.

On peut faire, comme précédemment, un volet horizontal ou un volet vertical.

a) **Volet horizontal.**

Incision en U et soulèvement du lambeau musculocutané comme dans l'opération précédente.

Taille du lambeau musculo-osseux. — Chaque segment costal mis à nu est dépériosté à ses deux extrémités, aux points marqués, sur la figure 21 par un trait vertical, sur ses deux faces et sur une largeur suffisante pour permettre le passage du costotome (fig. 21). Chaque segment costal est donc sectionné à ses deux extrémités. Soulevant fortement la *côte supérieure*, au niveau de sa section *antérieure*, on libère le *bord* *supérieur* du lambeau costal, en séparant, avec le bistouri, les

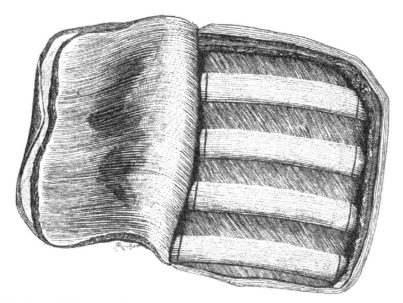

Fig. 21. — Volet musculo-cutané rabattu. Le trait noir, sur les côtes, indique l'endroit où doit se faire la *section* sous-périostée.

muscles intercostaux du bord supérieur de la côte, prudem-

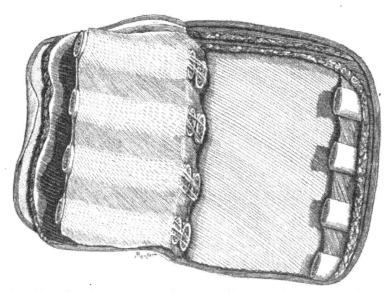

Fig. 22. — Le volet costal est rabattu, la plèvre pariétale est mise à nu.

ment, sans ouvrir la plèvre sous-jacente. On libère ensuite le *bord antérieur*, bord qui correspond à la section osseuse, en soulevant à mesure les vaisseaux de chaque espace pour les pincer ou les lier de suite. Le lambeau se soulève de plus en plus facilement, tandis que la main droite en détache la plèvre pariétale. Il ne reste plus qu'à libérer le bord inférieur, très facilement, en coupant le muscle intercostal le long du bord inférieur de la côte. Le volet musculo-osseux se soulève et, grâce à son pédicule postérieur, se rabat sur le lambeau musculo-cutané, mettant à nu la plèvre pariétale (fig. 22).

Aux limites extrêmes de la brèche, il est possible et facile de décoller la plèvre pariétale bien au delà de la région, transformant l'opération en une véritable thoracotomie exploratrice.

b) *Volet vertical.*

Les règles fondamentales de ce procédé opératoire sont les mêmes que précédemment; seules la forme et la disposition des lambeaux diffèrent.

Incision. — C'est encore une incision en U, mais en U vertical, dont les deux branches latérales sont perpendiculaires à

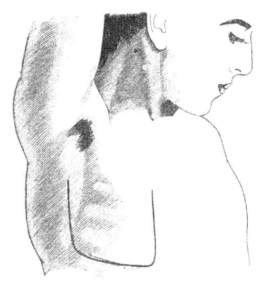

Fig. 23. — Incision en U vertical, à convexité inférieure.

la direction des côtes et la branche unique, horizontale, parallèle aux côtes. Le pédicule des volets est de préférence en haut (fig. 23).

Dissection du lambeau musculo-cutané. — L'incision faite, jusqu'au squelette, on relève, comme précédemment, le lambeau, comprenant toute la musculature superficielle, mettant à nu le gril costaľ.

Taille du lambeau musculo-osseux. — Chaque segment costal est dépériosté à ses deux extrémités, suivant les traits

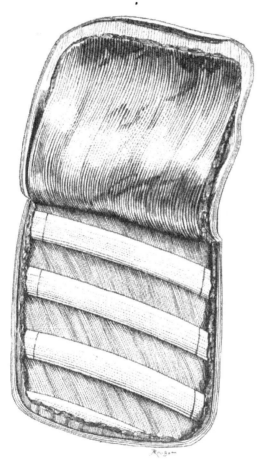

Fig. 21. — Volet vertical. Le trait noir sur les côtes indique le point où doit se faire la section sous-périostée.

noirs marqués sur la figure 24, et seulement en ces points, mais sur ses deux faces, pour permettre le passage du costotome qui les sectionne (fig. 24). Soulevant la côte inférieure pour l'éloigner de la plèvre, on libère le bord inférieur du lambeau osseux en séparant la côte inférieure des muscles interosseux; on libère ensuite, plus facilement, les deux bords

latéraux du lambeau en sectionnant prudemment, de bas en
haut, le contenu de l'espace intercostal, mettant, chemin
faisant, une pince sur les vaisseaux et en décollant, à mesure,
la plèvre pariétale. Finalement tout le volet musculo-costal se
laisse relever et rabattre sur le lambeau musculo-cutané, met-

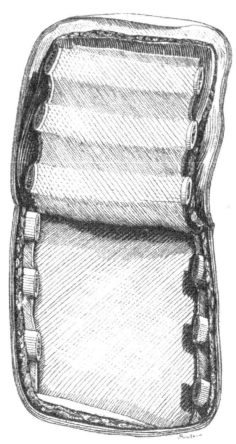

Fig. 25. — Volet vertical. Le volet costal est relevé, mettant à nu la plèvre
(ce volet est peu recommandable, sa nutrition étant mal assurée).

tant à nu la plèvre, permettant l'exploration de la surface pulmonaire, à travers cette brèche, et bien au delà, par le décollement pleuro-pariétal (fig. 25).

IV. THORACECTOMIE AVEC OUVERTURE DE LA PLÈVRE
PLEUROTOMIE

Cet acte opératoire a surtout pour but, en ouvrant la cavité pleurale, soit de traiter des lésions anciennes de la séreuse, soit d'arrêter une hémorragie de la surface pulmonaire. Là encore on peut mettre à nu le poumon par une résection costale définitive, ou par la formation d'un volet thoracique qui est remis en place après l'intervention.

1) *Thoracectomie définitive*.

L'opération est identique à celles décrites aux pages 14, 15, 16, et représentées dans les figures 18, 19 et 20. La plèvre étant ainsi mise à nu, on peut l'inciser ou l'exciser, si l'on veut.

2) *Thoracectomie temporaire*.

a) *Volet horizontal*.

Incision et dissection du lambeau musculo-cutané comme le représentent les figures 18 et 19.

Taille du lambeau costo-pleural. — Avec le bistouri on libère les bords supérieur et inférieur du lambeau en séparant la côte correspondante de ses muscles intercostaux et en incisant jusqu'à la plèvre, *cette dernière y comprise*; on libère de même le bord antérieur du volet en sectionnant à ce niveau les côtes(¹) et le contenu de l'espace intercostal, la plèvre encore y comprise, et en mettant, à mesure qu'on les coupe, des pinces sur les deux bouts de l'artère intercostale. Il ne reste plus qu'à soulever le lambeau; mais les côtes ne le permettent pas. Aussi faut-il, au niveau de la racine, et sur une même ligne verticale, faire une *section sous-périostée* des côtes; on les rend ainsi mobiles et le volet *costo-pleural* se laisse soulever et rabattre sur le lambeau superficiel, mettant à nu la surface pulmonaire (fig. 26).

(1) Bien entendu, sans les dépérioster.

Au lieu de faire deux volets, l'un superficiel, *musculo-cutané*, l'autre pro-

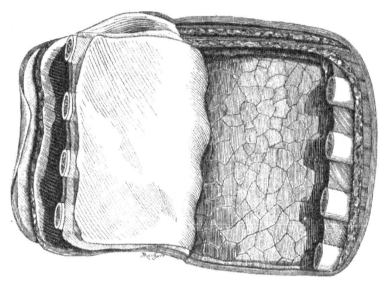

Fig. 26. — Volet thoracique horizontal, comprenant la plèvre, mettant à nu la surface pulmonaire. Il y a deux volets séparés : un superficiel, musculo-cutané, un
profond, costo-pleural.

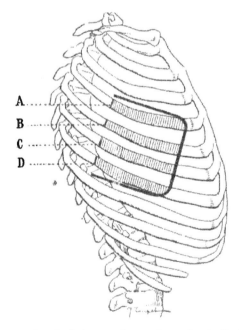

Fig. 27. — Tracé du volet de Delorme. Les traits noirs A, B, C, D, marquent les
points où l'on doit faire une incision des parties molles et une *section* sous-
périostée des côtes.

fond, *costo-pleural*, on peut, comme M. Delorme, faire un seul volet com-

prenant toute l'épaisseur des parois thoraciques. L'incision en U est tra-
cée ; à la base du futur lambeau, on fera sur chaque côte une incision
verticale, permettant, à ce niveau, de faire une section sous-périostée de la
côte (fig. 27).

Puis on libère, comme précédemment, les trois bords du lambeau, en
coupant, en haut et en bas, au ras des côtes limites, les muscles intercos-

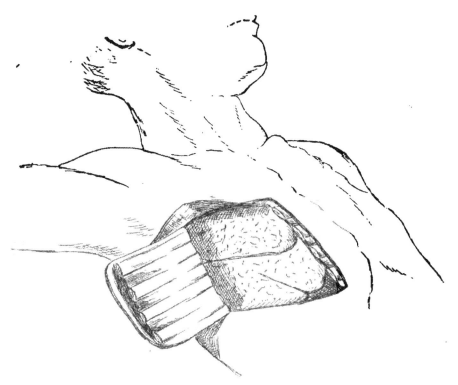

Fig. 28. — Volet thoracique de Delorme ; un seul volet comprend toute l'épaisseur
des parois thoraciques mettant à nu le poumon.

taux, et en avant les côtes et le contenu des espaces intercostaux, en mettant des pinces sur les deux bouts des intercostales, à mesure qu'elles
sont sectionnées. On peut ainsi basculer le volet et découvrir l'intérieur de
la cage thoracique (fig. 28).

b) *Volet vertical.*

L'acte opératoire est le même que précédemment, sauf que
l'incision forme un U vertical, dont les branches latérales sont
perpendiculaires aux côtes. Comme précédemment, on libère
les trois bords du lambeau, l'inférieur d'abord en sectionnant
le contenu de l'espace intercostal et la plèvre, puis les bords
latéraux, en sectionnant, de bas en haut, les côtes et les inter-

costaux et saisissant avec une pince, à mesure qu'on avance,

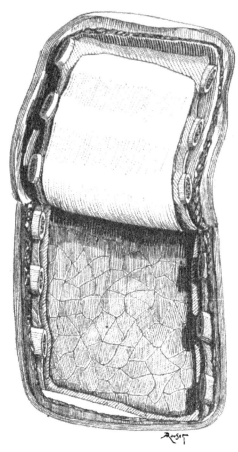

Fig. 29. — Volet vertical, comprenant toute l'épaisseur des parois thoraciques,
mettant à nu la surface pulmonaire.

les deux bouts des intercostales coupées. Le volet est relevé
et replié sur le haut de la poitrine (fig. 29).

V. PNEUMOTOMIE

La *pneumotomie* ou incision du poumon suppose, comme
actes opératoires préalables, une *thoracectomie* et une *pleuro-*
tomie. Un des éléments fondamentaux de cette intervention
c'est de traverser la plèvre, sans faire communiquer avec le
foyer opératoire la grande cavité séreuse. Pour cela supposons
la *thoracectomie* faite, définitive ou temporaire, suivant le ma-

nuel opératoire précédemment exposé (V. pages 14 à 18). Nous
sommes en face de la plèvre pariétale recouvrant le poumon
(V. fig. 20). Si, au moment de notre intervention, il existe des
adhérences entre les deux feuillets de la séreuse, la conduite
est fort simple : dans la région déterminée, traversant les adhérences, on arrive dans le parenchyme pulmonaire sans ouvrir la
grande cavité pleurale. Mais il est souvent fort malaisé d'affir-
mer l'existence de ces adhérences. Mieux vaut, il semble, *se
comporter comme s'il n'y en avait pas*. Il faut donc, après la
thoracectomie sans ouverture de la plèvre, se mettre en devoir
de suturer la plèvre pariétale à la plèvre viscérale.

Suture séro-séreuse. — Pour assurer d'une façon certaine
l'absence de communication entre le foyer opératoire et la

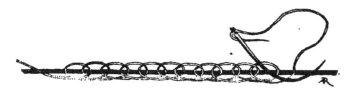

Fig. 30. — Suture à arrière-points. On voit que l'aiguille pénètre toujours dans les
tissus en arrière du point de sortie précédent ; c'est une suture imbriquée.

cavité pleurale, on fait, suivant le procédé de Roux (de Lausanne) [1], une suture à arrière-points. Il faut imbriquer les
points de suture. La figure ci-jointe donnera, de cette suture,
une idée plus nette que toutes les descriptions (fig. 30).

Pour faciliter cette suture, et pour la rendre plus solide, il
faut agir, d'après Quénu et Longuet [2], sur chaque feuillet pleural *muni de ses doublures*, c'est-à-dire sur les muscles intercostaux, pour le feuillet pariétal, sur le parenchyme pulmonaire, pour le feuillet viscéral. Grâce à cette pratique, il y aura
accolement parfait des deux feuillets de la séreuse, et, dans
toute la région comprise dans l'intérieur de la ligne de suture, on pourra traiter les lésions pulmonaires, dans la même
séance, sans craindre l'infection de la grande cavité pleurale
(fig. 31).

Après cette étude *générale* de la chirurgie des parois thora-

(1) *Bull. de la Soc. de chir.*, Paris, juin 1891.
(2) *Bull. de la Soc. de chir.*, déc. 1896.

ciques, de la plèvre et du poumon, il nous sera facile de dé-

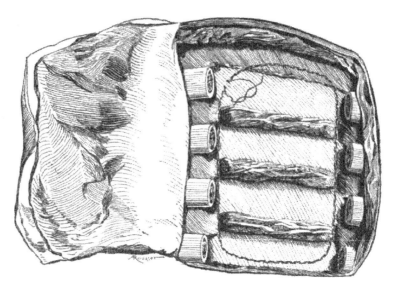

Fig. 31. — Un volet musculo-cutané est relevé. Les côtes sont réséquées. La suture
séro-séreuse est faite. Dans l'intérieur de cette suture on peut inciser le poumon
sans danger d'ouverture ou d'infection pour la cavité pleurale.

crire rapidement les opérations *particulières* pratiquées sur
ces organes.

PLEUROTOMIE POUR PLEURÉSIE PURULENTE

La pleurésie purulente est généralisée à toute la cavité pleurale ou localisée (cloisonnée ou interlobaire): mais la technique
opératoire sera la même. Ce qu'il faut savoir, c'est que l'ouverture de la séreuse et le drainage doivent se faire toujours à
la *partie inférieure et postérieure, à la partie déclive de la matité,*
là où d'ailleurs une ponction exploratrice aura ramené du pus.
Ce précepte fondamental étant connu, il nous paraît superflu de
donner la disposition anatomique des scissures interlobaires,
que d'ailleurs on trouvera dans tous nos classiques.

Le malade est donc couché sur le dos, incliné sur le côté
sain, la partie supérieure du tronc et la tête reposant sur des
coussins.

L'incision de la plèvre peut se faire de deux façons : en

traversant simplement l'espace intercostal ; en réséquant une côte.

1° *Pleurotomie par incision intercostale simple*. — Dans l'espace intercostal choisi, les doigts de la main gauche cherchent et repèrent *le bord supérieur de la côte infé-*

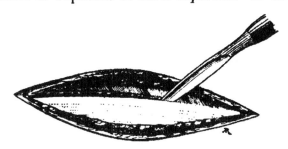

Fig. 32.— Le bistouri incise, au ras du bord supérieur de la côte, tout le plan intercostal.

rieure. Le long de ce bord et *au ras de la côte*, faire une incision de 6 à 8 centimètres, comprenant la peau ; repassant dans la plaie, toujours *au ras de la côte*, sectionner tout le plan intercostal (fig. 32) ; enfin, à la partie moyenne de la plaie, on incise la plèvre qui, seule, masque l'épanchement ; une simple boutonnière suffit pour faire sourdre le pus ; on agrandit l'inci-

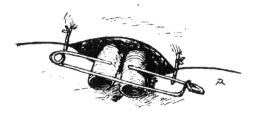

Fig. 33. — Drainage de la plèvre.

sion avec le bistouri ; on débride dans toute l'étendue de la plaie avec le doigt ; on assied le malade, lentement, pour faciliter l'évacuation du liquide. Deux gros drains sont fixés dans la plaie qu'un ou deux points de suture ont rétrécie (fig. 33).

2° *Pleurotomie avec résection costale*. — Suivant le manuel opératoire que nous avons longuement décrit (V. p. 11), on fera une résection sous-périostée d'un segment costal dans la zone choisie. On aura sous les yeux la plèvre doublée du périoste de la côte. Comme précédemment une incision est

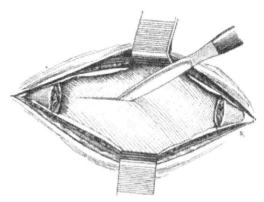

Fig. 34. — La côte est réséquée. Le bistouri incise la plèvre doublée du périoste.

faite et, après évacuation du liquide, deux gros drains sont fixés dans la plaie (fig. 34).

THORACOPLASTIE

La *pleurotomie* que nous venons de décrire est une opération d'urgence, s'adressant à la pleurésie purulente récente; c'est une ouverture d'abcès. La *thoracoplastie*, au contraire, s'adresse aux pleurésies anciennes avec fistule pleurale. Il existe, dans ces cas, entre les deux feuillets de la séreuse, une cavité, dont l'effacement est la condition *sine qua non* de la guérison de l'affection. Mais les parois de cette cavité sont épaissies, rigides, et partant s'opposent à l'effacement de la cavité suppurante. La thoracoplastie a pour but de mobiliser le segment correspondant de la paroi thoracique, pour lui permettre de s'affaisser et d'aller à la rencontre du poumon [1]. Nombreux sont les procédés de thoracoplastie, mais tous reposent sur le même principe : section ou résection de la paroi thoracique osseuse. Aussi, après notre étude générale de la chirurgie thoracique, nous sera-t-il permis d'être bref.

L'opération comprend 4 temps, l'incision des parties molles, la résection costale, le traitement de la plèvre, le drainage et la suture.

(1) Pareil est le but de la décortication du poumon (Delorme), cette manœuvre devant permettre au poumon d'aller à la rencontre de la paroi thoracique.

Incision. — Elle varie à l'infini; mais, comme nous l'avons déjà fait dans la chirurgie générale du thorax, nous dirons qu'il est préférable d'adopter, pour tous les cas, l'incision en U, que ce dernier soit vertical ou horizontal.

Résection costale. — Le nombre de côtes réséquées est variable suivant l'étendue de la lésion. Le manuel opératoire peut être celui que nous avons décrit; ou bien, à la façon du professeur Berger, on sectionne de suite la côte à sa partie moyenne, puis, saisissant chacun des fragments l'un après l'autre, on les soulève, on les libère sur la face profonde et on les sectionne.

Traitement de la plèvre pariétale ([1]). — Ce traitement varie encore avec les chirurgiens. Estlander la respectait, Schede et Keen l'enlèvent avec les côtes et recouvrent la brèche thoracique avec les parties molles superficielles; d'autres enfin, avec Boeckel l'incisent pour explorer et traiter sa face interne et la surface pulmonaire.

Drainage et suture. — On mettra, vers la partie déclive, un gros drain et on fera la suture du lambeau.

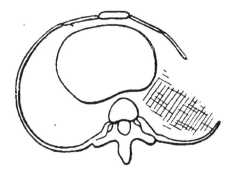

Fig. 35. — Grâce à l'ablation d'un segment costal, la paroi thoracique s'affaisse et va à la rencontre du poumon.

Le résultat qu'on espère de cette intervention est représenté dans le schéma ci-dessus (fig. 35).

Les autres procédés de thoracoplastie varient, soit par le mode opératoire, soit par le siège de l'intervention.

---

(1) Dans l'opération primitive de Létiévant-Estlander, l'opération en restait là et on faisait la suture et le drainage.

M. Quénu, pour mobiliser la paroi thoracique, se contente de faire, dans la zone déterminée et à plusieurs côtes, deux courtes résections, grâce auxquelles le segment costal intermédiaire devient libre et se laisse déprimer (fig. 36 et 37).

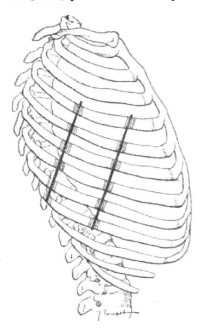

Fig. 36. — Suivant les deux lignes marquées, un segment costal est réséqué

L'incision verticale postérieure a 15 centimètres de longueur, et part du bord axillaire de l'omoplate qu'elle suit; l'incision antérieure, parallèle à la précédente, est en arrière du mamelon, et commence en haut au bord inférieur du grand pectoral. Par chaque incision, on résèque sur les côtes correspondantes un fragment de 15 à 20 millimètres de longueur;

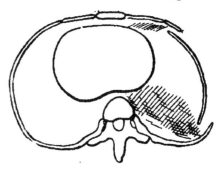

Fig. 37. — La paroi thoracique, dans la région intermédiaire aux résections costales, devient mobile et s'affaisse.

toutes les côtes peuvent être intéressées, depuis la 4e jusqu'à la 10e. Les deux incisions verticales peuvent être réunies par une troisième, transversale, qui passera par la fistule, permettant de réséquer la côte sousjacente, d'inciser la plèvre, de l'explorer et même de la traiter de façon variable.

M. Delagénière (du Mans) se proposant, avant tout, d'éviter la stagnation du pus dans la cavité suppurante. fait sa thoracoplastie à la partie inférieure. déclive, de la cavité pleurale, et supprime du même coup le cul-de-sac inférieur de la plèvre.

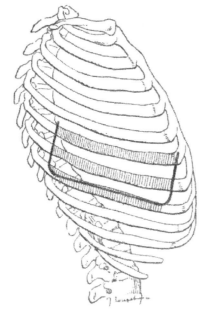

Fig. 38. — Incision de Delagénière, pour la résection des côtes 7, 8 et 9.

Après avoir relevé un lambeau en U. il résèque les côtes 6, 7, 8 et quelquefois même 9 (fig. 58), incise largement la plèvre dans sa partie inférieure, déclive, et y place un gros drain

III. CHIRURGIE DU CŒUR ET DU PÉRICARDE

Anatomie. — Pour aborder le péricarde et le cœur, il faut traverser, d'avant en arrière, deux plans :

1° *Le plan sterno-costal*, formé, comme son nom l'indique, par le sternum sur la ligne médiane, par les cartilages costaux et les côtes sur les parties latérales, et entre ces dernières les muscles intercostaux, les vaisseaux et nerfs intercostaux ; devant le plan osseux les muscles superficiels de la cage thoracique, derrière le plan osseux le muscle triangulaire du sternum. Ce dernier, fait important, *adhère à la plèvre sous-jacente*. Enfin, croisant perpendiculairement les espaces intercostaux, *l'artère mammaire interne*, distante du sternum de 5 à 20 millimètres.

2° *Le plan pleuro-pulmonaire*, formé par le cul-de-sac antérieur des plèvres contenant la languette pulmonaire. Les deux plèvres distantes en haut de toute la largeur du sternum, se rapprochent et se touchent à la hauteur du 2ᵉ cartilage costal gauche, près du bord sternal. De là elles cheminent côte à côte jusqu'au 4ᵉ cartilage, et enfin s'écartent de nouveau. La plèvre droite s'incline vers la droite et passe derrière le sternum. La gauche se dirige en bas et à gauche, passant obliquement derrière les 5ᵉ et 6ᵉ cartilages costaux, plus ou moins près du sternum.

En somme deux organes sont à connaître et à ménager dans la chirurgie du cœur et du péricarde : *l'artère mammaire interne, le cul-de-sac pleural* (V. fig. 39).

I. PONCTION DU PÉRICARDE

La ponction du péricarde se fait : 1° *loin du sternum, en dehors* de l'artère mammaire ; elle risque fort d'intéresser la plèvre, qui, à ce niveau, recouvre le péricarde ; 2° *au ras du sternum, en dedans* des vaisseaux mammaires, en dedans aussi de la plèvre.

La perforation de la plèvre peut être sans danger quand il s'agit d'un liquide aseptique ; dans le cas contraire, la ponction déterminerait l'infection de la séreuse.

Aussi MM. Terrier et Lejars recommandent-ils de faire d'abord, avec une seringue de Pravaz, une ponction exploratrice, le long du bord sternal, pour la faire suivre d'une ponction évacuatrice, avec un trocart, en dehors de la mammaire, si le liquide retiré est séreux ou franchement hématique.

1° ***Ponction en dehors des vaisseaux mammaires***.
— Cette ponction se fera dans le 4e, plutôt le 5e espace intercostal gauche, à 6 centimètres en-
viron du bord sternal. On em-
ploiera l'aiguille n° 2 de l'appareil aspirateur ou le trocart n° 1
(fig. 59).

Opération. — Le malade étant
à demi assis sur son lit, le vide
étant fait dans l'appareil, le lieu
de la ponction étant bien déter-
miné, l'index gauche le repérant,
on enfonce l'aiguille ou le trocart
obliquement en bas et en dedans.

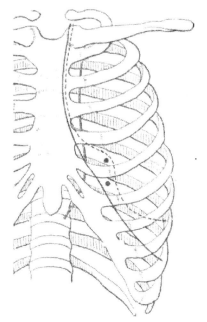

Fig. 59. — Trajet de la plèvre gauche,
du poumon et des vaisseaux mammaires. Les deux points noirs indi-
quent le lieu de la ponction, dans
le 4° ou le 5° espace, *en dehors des
vaisseaux mammaires*, mais traversant la plèvre.

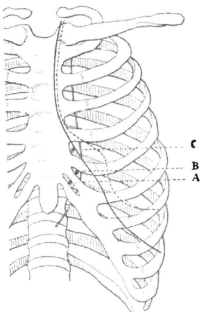

Fig. 40. — C, 4° espace; B, 5° espace;
A, 6° espace. L'aiguille est enfoncée
au ras du sternum, *en dedans des
vaisseaux mammaires*, en dedans
aussi de la plèvre.

Si la ponction ne ramène rien,
alors que l'aiguille est à une
profondeur de 2 centimètres et
demi, il vaut mieux renoncer à
la ponction ; mais avant de retirer l'aiguille, on fera asseoir
complètement le malade en le
faisant doucement pencher à
droite (Terrier).

A mesure que se fait l'évacuation, placer l'aiguille horizontalement, c'est-à-dire pa-
rallèlement à la surface du ventricule, pour éviter sa blessure

2° *Ponction en dedans des vaisseaux mammaires*.
— Cette fois c'est *au ras du sternum*, dans le 4ᵉ, le 5ᵉ, mais de préférence, dans le 6ᵉ espace, que se fera la ponction (fig. 40).

Dès que la pointe de l'aiguille a dépassé le bord sternal, (épaisseur 8 millimètres), l'aiguille est inclinée en dehors très obliquement, de façon à faire cheminer la pointe en dedans. derrière le sternum, pour éviter plus sûrement la plèvre.

Après un nouveau trajet de 1 à 2 centim., l'aiguille est légè-

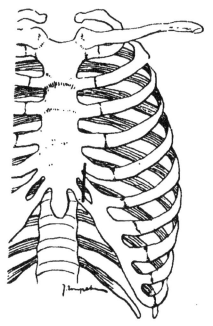

Fig. 41. — (Monod et Vanverts). Ponction du péricarde, d'après Delorme et Mignon ; incision découvrant les 5ᵉ et 6ᵉ espaces intercostaux.

rement relevée et enfoncée obliquement en dedans et en bas.

Delorme et Mignon font une incision de 4 centimètres qui découvre les 5ᵉ et 6ᵉ espaces intercostaux, avant de faire la ponction (fig. 41).

II. PÉRICARDOTOMIE

Pour inciser le péricarde, en vue de l'évacuation d'un épanchement de la séreuse, il faudra, comme pour la ponction, traverser le plastron costal, éviter la mammaire et le cul-de-sac pleural.

Explorer soigneusement la région : repérer *le bord sternal gauche*, qui se trouve à environ 15 millimètres de la ligne médiane ; compter les côtes de haut en bas et marquer *la cinquième*.

Incision. — Elle commence au niveau de la ligne médiane, se dirige en dehors vers l'insertion sternale du 5ᵉ cartilage costal, suit ce cartilage sur sa face externe et sur le milieu de cette face, en présentant la même direction qu'elle ; sa longueur sera de 7 à 8 centimètres. Repassant dans cette incision, on sectionne tout ce qui sépare du squelette (fig. 42).

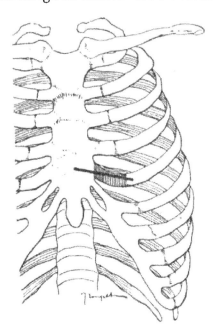

Fig. 42. — (Monod et Vanverts.) Péricardotomie. Incision cheminant sur le sternum et le 5ᵉ cartilage costal.

Résection du 5ᵉ cartilage. — Avec la pointe du bistouri, au ras du sternum, on désinsère le 5ᵉ cartilage costal ; puis, avec un détache-tendon ou une rugine courbe, on en libère les bords supérieur et inférieur. Saisissant alors son extrémité sternale avec un davier, on le soulève pour le rabattre en dehors, on dégage sa face profonde et, appuyant fortement, avec l'autre main, sur l'extrémité fixe, à 4 centimètres environ du sternum, on le fracture à ce niveau.

Chez l'adulte et surtout chez le vieillard, ces cartilages sont souvent ossifiés ; il faudra, en ce cas, faire une résection sous-périostée du cartilage, suivant le manuel opératoire étudie plus haut (V. page 11).

Refoulement du cul-de-sac pleural. — Dans le fond de la plaie se trouve le cul-de-sac pleural, recouvert en grande partie par le muscle triangulaire du sternum, *qui adhère à la plèvre*, s'insérant d'autre part sur la face postérieure du sternum. Avec le bistouri, au ras du sternum, on désinsère les deux intercostaux qui bordent la plaie.

Tandis qu'un écarteur placé dans la partie externe de la brèche récline les intercostaux et les vaisseaux mammaires, une

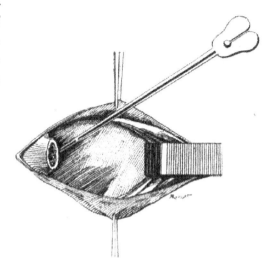

sonde cannelée intro-
duite *derrière le bord
gauche du sternum*, *ho-
rizontalement* et appli-
quée fortement sur la
face postérieure de l'os,
en détache, de haut en
bas ou de bas en haut,
l'insertion sternale du
triangulaire (fig. 43).

L'index droit s'engage
alors derrière le ster-
num pour ramener au
dehors ce triangulaire
détaché et avec lui le
cul-de-sac pleural dou-
blé de son bourrelet
graisseux. Le tout est
confié à un écarteur, et

Fig. 43. — La 5⁺ côte est réséquée. Un écarteur
récline le contenu des deux espaces intercostaux
correspondants et les vaisseaux mammaires.
Une sonde cannelée détache le triangulaire du
sternum, qu'on voit, adhérant à la plèvre.

l'on découvre, dans le fond de la plaie, la surface blanche et
lisse du péricarde.

Ouverture du péricarde. — Avec deux pinces de Kocher

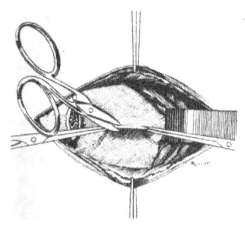

on saisit le péricarde
et, en tirant, on déter-
mine un pli; ce pli est
incisé avec un bistouri
ou des ciseaux (fig. 44).

Pour éviter l'infiltration
du pus dans le tissu cellulaire voisin, il peut être utile
de fixer d'abord le péricarde
à la plaie pariétale.

Le liquide évacué,
deux drains sont mis
dans la plaie et fixés à
la paroi par un crin.

Fig. 44. — Le cul-de-sac pleural se trouve dans
l'écarteur; deux pinces soulèvent, en un pli, le
péricarde; des ciseaux incisent ce pli.

Le procédé que nous ve-
nons de décrire est celui d'Ollier. Celui de Delorme et Mignon n'en diffère

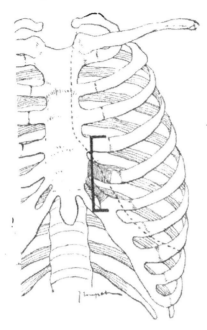

que par l'incision et la résection costale. Ils font une incision verticale,
allant du bord supérieur du 4° au
bord inférieur du 7° cartilage et à ses
extrémités tombent deux petites incisions transversales de dégagement,
d'environ deux centimètres. On résèque les 5° et 6° cartilages costaux
(fig. 45).

On a enfin abordé le péricarde par
la voie abdominale. Jaboulay fait, à
partir de l'appendice xiphoïde, une
incision de 3 à 4 centimètres sur la
ligne blanche, jusqu'à la graisse sous-
péritonéale ; il pénètre dans cet espace décollable, monte derrière l'appendice xiphoïde, passe dans l'interstice
sterno-costal des fibres du diaphragme
et aborde le péricarde par sa face inférieure. Dans certaines plaies du péricarde, cette voie diaphragmatique
peut présenter des avantages.

Fig. 45. — (Monod et Vanverts.) Incision
de Delorme et Mignon. Les 5° et 6° cartilages sont réséqués.

III. SUTURE DU CŒUR

La suture du cœur exige un
champ d'action large ; aussi
faut-il pratiquer une thoracectomie étendue, définitive ou temporaire.

Incision. — Elle est variable suivant les auteurs ; mais
les diverses incisions ne diffèrent
entre elles que par des détails
insignifiants ; c'est toujours une
incision en U avec une direction
variable (fig. 46, 47, 48 et 49).

Aussi est-il inutile d'insister ;
elles sont toutes bonnes et nous
adopterons l'incision en U, à
convexité interne, qui nous donnera un lambeau à *charnière
externe* (Fontan). On commencera donc cette incision dans le

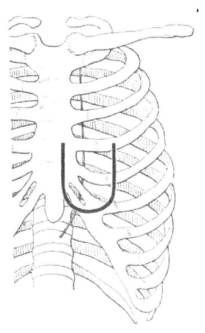

Fig. 46. — (Monod et Vanverts.) Volet thoracique à charnière horizontale et supérieure (Roberts).

3e *espace intercostal*, au niveau de la ligne axillaire antérieure;

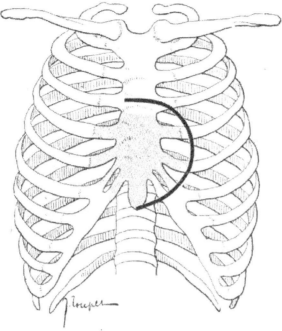

Fig. 47. — (Monod et Vanverts.) Volet thoracique sterno-costal à charnière verticale et interne. En basculant le volant à droite, on luxe les articulations chondro-costales droites (Marion).

on la conduira, le long du bord supérieur de la 4e côte, jusque

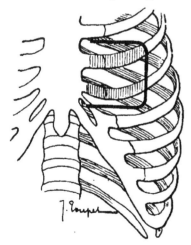

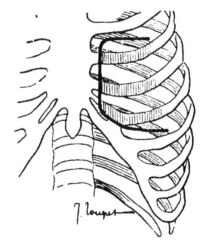

Fig. 48. — (Monod et Vanverts.) Volet thoracique à charnière verticale et interne, se rabattant en dedans (Rotter).

Fig. 49. — (Monod et Vanverts.) Volet thoracique à charnière verticale et externe se rabattant en dehors (Fontan).

près du bord sternal; là, elle se recourbe, descend parallèle-

ment au bord sternal, jusqu'au-dessous du 6ᵉ cartilage, pour
cheminer de nouveau en dehors, dans le 6ᵉ espace (fig. 49).

Formation du volet. — Les 4ᵉ, 5ᵉ et 6ᵉ cartilages sont
sectionnés au ras du sternum, avec le contenu des espaces
intercostaux ; les bords supérieur et inférieur du volet sont

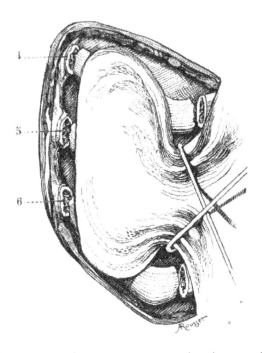

Fig. 50. — Les 4ᵉ, 5ᵉ et 6ᵉ cartilages costaux sont sectionnés au ras du sternum. Les
4ᵉ et 6ᵉ côtes sont coupées, les téguments étant refoulés pour permettre cette
section. Ce lambeau ne tient plus que par la 5ᵉ côte.

libérés, par section, au ras des côtes, des muscles intercostaux. Reste à mobiliser le volet, au niveau de sa charnière externe. Sur le bord inférieur du lambeau, à son angle
externe, relever les téguments, découvrir la 6ᵉ côte, la dénuder
au point correspondant et la sectionner ; on fera de même,
au bord supérieur du lambeau, pour la 4ᵉ côte ; le volet n'est
plus fixé que par la 5ᵉ côte (fig. 50). Cette dernière est frac-
turée.

Soulevant, avec les doigts de la main gauche, le bord libre
du volet et appuyant avec la main droite sur sa base, au niveau
de la 5ᵉ côte, on rompt cette dernière. On peut alors soulever le
volet, en décollant, à mesure, la plèvre pariétale. On a sous les

yeux la plèvre, recouverte à sa partie interne par le triangulaire
du sternum (fig. 51).

Refoulement du cul-de-sac pleural. — Comme pour
la péricardotomie, une sonde cannelée, rasant le bord postérieur
du sternum en détache les insertions tendineuses du triangulaire, libérant du même coup le cul-de-sac pleural. Avec le bout

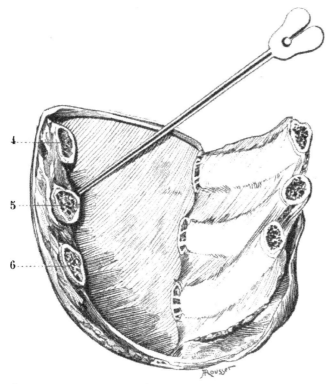

Fig. 51. — Le volet est rabattu en dehors, découvrant la plèvre que double, en
dedans, le muscle triangulaire. Une sonde cannelée détache ce muscle du sternum.

des doigts on accroche le bord libre de la plèvre, doublé du
triangulaire et de son bourrelet adipeux et on refoule le tout en
dehors (fig. 52). On découvre ainsi, dans toute l'étendue de la
brèche, la surface blanche du péricarde. Un écarteur récline en
dehors la plèvre.

Quand il s'agit d'une plaie du péricarde, la plèvre est généralement bles-
sée et *c'est par la plèvre* qu'on aborde le péricarde.

Incision du péricarde. — Le péricarde est incisé ou l'incision est agrandie quand il s'agit d'une plaie. On peut aborder
ainsi la surface du cœur que l'on peut suturer (fig. 53).

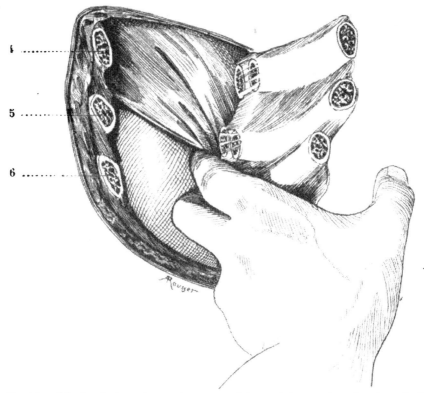

Fig. 52. — L'index de la main gauche a accroché le cul-de-sac pleural et le refoule
au dehors.

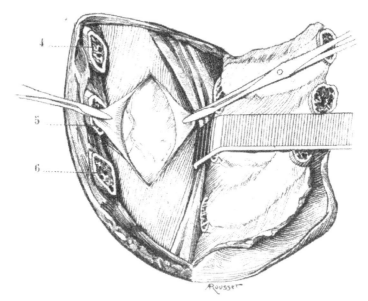

Fig. 53. — Un écarteur récline en dehors le cul-de-sac pleural. Le péricarde est
incisé. Deux pinces maintiennent béante l'ouverture faite au péricarde et découvrent la surface du cœur.

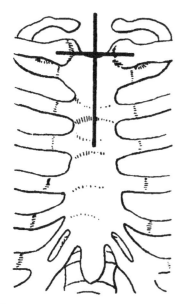

Fig. 54. — Incision en croix pour découvrir la partie supérieure du médiastin antérieur.

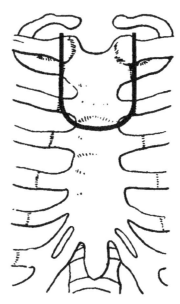

Fig. 55. — Incision en U vertical, pour découvrir la partie supérieure du médiastin antérieur.

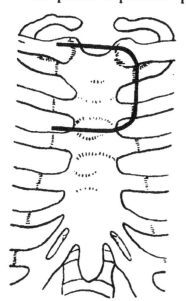

Fig. 56. — Incision en U horizontal pour découvrir la partie supérieure du médiastin antérieur.

Pour placer le premier point, il est bon de soulever le cœur par la main gauche glissée au-dessous de lui; on peut continuer la suture soit en gardant la même attitude, soit en se servant du chef initial du surjet pour maintenir le cœur. Les points de suture se placent pendant la diastole.

On a abordé aussi la partie supérieure du médiastin antérieur. Il faut pour cela faire une résection du sternum. L'incision est variable, soit en croix (fig. 54) soit en U vertical ou horizontal (fig. 55 et 56).

On fait ensuite la dénudation de toute la partie ostéo-cartilagineuse qu'on veut réséquer. On incise les cartilages costaux à leur union avec le sternum, on désarticule les clavicules, de préférence par morcellement (Ricard) à cause des rapports de leur face postérieure avec le tronc brachio-céphalique veineux.

Enfin on libère la face postérieure du sternum, et on le sectionne à la hauteur voulue, avec la pince coupante.

IV. CHIRURGIE DU MÉDIASTIN POSTÉRIEUR

Anatomie. — Le médiastin postérieur est cette région située derrière le pédicule pulmonaire, devant la colonne vertébrale, entre les deux plèvres médiastines. Pour aborder cette région et les organes qu'elle contient, il faut, aussi bien sur le vivant que sur le cadavre, pratiquer une brèche postérieure.

Pour étudier avec fruit la disposition topographique, chirurgicale, des organes du médiastin postérieur, mettons d'abord à notre sujet un corset plâtré, pour maintenir tous les organes dans leur situation respective et, le cadavre étant couché sur le ventre, extirpons un segment squelettique comprenant 5 ou 6 vertèbres (de la 3e à la 9e) et les parties adjacentes des côtes. Par cette fenêtre rectangulaire, nous apercevons une gouttière verticale, profonde de 8 à 10 centimètres, et que remplissaient les corps vertébraux. Etudions, de la superficie vers la profondeur, d'arrière en avant, les organes qui se présentent.

Le premier plan est formé par deux vaisseaux, l'un à gauche, énorme, l'Aorte; l'autre à droite, infiniment plus petit, l'Azygos; en bas les deux vaisseaux sont étroitement accolés, masquant tous les organes du médiastin: à mesure qu'on monte, l'*Aorte* se dirige en haut et en dehors, à gauche, devenant *latéro-vertébrale* pour disparaître, vers la 4e dorsale, en plongeant dans le médiastin antérieur; mais, de sa crosse s'est détachée la *sous-clavière gauche* qui continue, également latéro-vertébrale, la direction verticale de l'aorte thoracique. L'*Azygos*, en montant, se dirige également un peu en dehors, pour disparaître, comme l'aorte, vers la 4e dorsale en plongeant dans le médiastin antérieur. Donc, en bas, les deux vaisseaux, aorte et azygos sont accolés et *on ne voit qu'eux*, dans le médiastin postérieur; en haut, ils s'écartent l'un de l'autre, déterminant ainsi un espace triangulaire à base supérieure, dont le plancher est formé par l'œsophage. Au sommet du triangle, à 5 ou 6 centimètres de la bifurcation de la trachée, l'œsophage disparaît sous les deux vaisseaux accolés et ne se voit plus.

De même le canal thoracique, caché, en bas, dans l'angle antérieur des deux vaisseaux, invisible par conséquent, émerge et devient visible au moment précis où aorte et azygos s'écartent l'un de l'autre en montant. Dès lors le canal thoracique suit l'aorte, puis la sous-clavière gauche, vers la région cervicale.

Le premier plan du médiastin, surtout au-dessous de la quatrième dorsale, est donc essentiellement vasculaire. Pour aborder un organe plus profond, il faut savoir que la route est barrée, à droite par l'*azygos*, à gauche par l'*aorte* et le *canal thoracique*.

Sectionnons ce premier plan. Nous trouvons au-dessous plusieurs organes: l'œsophage, axe médian, les 2 pneumogastriques convergeant vers l'œsophage, les deux plèvres médiastines, s'inclinant également à droite et à gauche, vers le conduit alimentaire (fig. 57).

L'œsophage, axe médian verticalement descendant, visible en haut sur la face postérieure de la trachée, qu'il déborde à gauche, puis visible encore dans le triangle précédemment décrit, puis enfin disparaissant entre les vaisseaux superficiels.

Les deux plèvres médiastines s'inclinent l'une vers l'autre pour s'insinuer entre les organes du plan superficiel (aorte et azygos) et ceux du plan

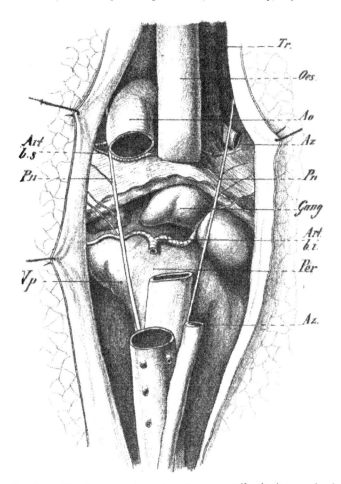

Fig. 57. — Vue du médiastin postérieur, la colonne vertébrale étant enlevée. L'aorte (*Ao*), l'œsophage (*Œs*) et l'azygos (*Az*) sont sectionnés en haut et en bas. Le segment intermédiaire est coupé pour laisser voir la face postérieure des bronches et du péricarde.

profond (œsophage). La plèvre droite s'incline bien davantage, passant derrière l'œsophage, devant l'azygos, formant ce long cul-de-sac bien décrit par M. Quénu. Les deux plèvres se réunissent même *derrière l'œsophage* par une toile celluleuse qui comble l'espace triangulaire interpleural.

Les deux pneumogastriques, débouchant dans la région, le droit *en dedans* de la crosse de l'azygos, le gauche *en dehors* de la crosse de l'aorte, se dirigent obliquement en bas et en dedans, vers l'œsophage, que le pneumogastrique droit atteint bien plus vite que le gauche.

Donc le deuxième plan est formé par l'œsophage, les deux nerfs pneumogastriques et les deux plèvres. Pour aborder l'œsophage, il faudra écarter, *surtout à droite*, la *plèvre*; les pneumogastriques s'écartent d'eux-mêmes.

Enlevons enfin ce deuxième plan et nous arrivons à la paroi antérieure du médiastin postérieur; nous apercevons, de haut en bas : la face postérieure de la *trachée*, la face postérieure des *deux bronches*, entre lesquelles les *ganglions intertrachéobronchiques*, enfin la face postérieure du péricarde, masquant l'oreillette gauche.

VOIES D'ACCÈS VERS LE MÉDIASTIN POSTÉRIEUR

Pour aborder un organe quelconque du médiastin postérieur, il faut donc d'abord pénétrer dans le thorax, en faisant une thoracectomie, soit définitive (résection des côtes), soit temporaire (volet costal), mais une thoracectomie partielle *n'intéressant pas la plèvre*; il faut ensuite récliner la plèvre et le poumon pour découvrir les organes de la région.

On ne s'est attaqué jusqu'à présent qu'à l'œsophage et aux bronches. Ce sont les opérations concernant ces organes que nous allons décrire.

I. BRONCHOTOMIE
(Incision de la bronche pour corps étranger.)

Cette intervention peut se faire sur la bronche droite ou la bronche gauche.

a) *Bronchotomie droite.*

Position du malade. — L'opéré est couché sur le bord de la table, en position latéro-ventrale, découvrant le dos qui sera en situation oblique, sur le côté affecté, le bras tombant verticalement en dehors de la table d'opération; un aide empêche le malade de tomber en avant.

Incision. — L'incision aura la forme d'un U dont la branche convexe est du côté interne. Elle part du bord spinal de l'omoplate, à la naissance de l'épine sur ce bord, et se dirige en dedans vers les apophyses épineuses; à 3 ou 4 centimètres

de la ligne médiane, elle se recourbe à angle droit et descend,
verticale, sur une longueur d'environ 12 centimètres : enfin elle

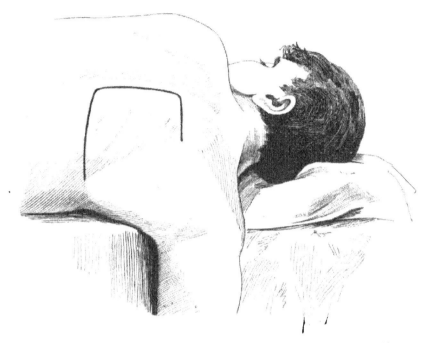

Fig. 58. — Position du malade pour la bronchotomie droite. Incision en U dont la
branche supérieure part de l'épine de l'omoplate tandis que la branche inférieure
passe sous l'angle inférieur du même os.

se dirige de nouveau en dehors pour passer sous l'épine de
l'omoplate (fig. 58).

Dissection du lambeau musculo-cutané. — Toutes
les chairs recouvrant le gril costal sont enlevées avec la peau et
le lambeau musculo-cutané ainsi formé est relevé et rabattu en
dehors sur l'omoplate, découvrant les côtes (fig. 59).

Formation d'un volet costal. — Aux deux extrémités des
côtes visibles dans la plaie — et celles qui se présentent le
mieux sont les 5e, 6e, 7e et 8e — on fera, suivant le manuel opératoire déjà étudié (V. page 11), une section sous-périostée de
l'os ; la section externe se fera le plus loin possible en dehors,
la section interne sera faite en dehors des apophyses transverses
à 4 centimètres environ de la ligne médiane. Saisissant prudemment l'angle inféro-interne de la plaie, on libère successivement
le bord interne, où on sectionne le contenu de l'espace inter-

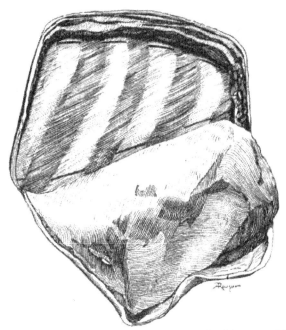

Fig. 59. — Le lambeau musculo-cutané est relevé, découvrant le gril costal.
Des traits noirs marquent le lieu de la future section des côtes.

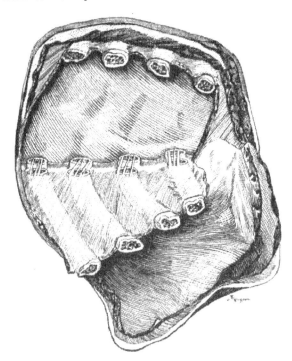

Fig. 60. — Les côtes sont sectionnées aux points marqués. Un volet costal est relevé
et rabattu en dehors, découvrant la plèvre pariétale.

costal, les vaisseaux étant soulevés par une sonde cannelée et liés de suite, les bords inférieur et supérieur où l'on coupe les muscles intercostaux au ras des côtes. Soulevant alors le volet, on le rabat en dehors, en décollant, à mesure, la plèvre pariétale qui, durant toute cette manœuvre, doit être ménagée (fig. 60).

Décollement de la plèvre médiastine. — Sur le bord interne de la brèche, on détache soigneusement, avec la pulpe

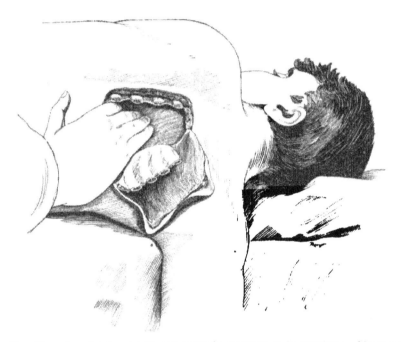

Fig. 61. — Les doigts, cheminant entre le poumon et le squelette, décollent progressivement et refoulent en dehors la plèvre.

des doigts, la plèvre pariétale ; une fois libérée des côtes, le décollement se continue très facilement. Avec les doigts enfoncés entre la plèvre et la paroi costo-vertébrale, on détache la plèvre et on la refoule, à mesure, en dehors, avec les poumons qu'elle recouvre (fig. 61).

Recherche de la bronche droite. — Dès qu'on a dépassé le flanc des vertèbres, on voit, traversant verticalement le champ opératoire pour, en haut, plonger dans le médiastin antérieur, *la grosse veine azygos*. On continuera le décollement pleural, mais en le limitant maintenant à la concavité de la crosse vei-

neuse. On est là sur cette partie de la plèvre qui s'incline devant
la veine pour passer, plus bas, derrière l'œsophage. Bientôt on
aperçoit cet *œsophage*, conduit musculaire, fibrillaire, blanc
rosé, appliqué contre la colonne vertébrale ; et, en dehors de
lui, le *nerf pneumogastrique droit*. On peut arrêter le décollement de la plèvre ; maintenant écarté, avec une bonne valve, le

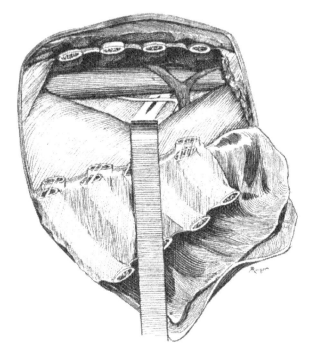

Fig. 62. — Un écarteur récline le poumon. On voit, dans la plaie : l'œsophage verticalement descendant ; l'azygos formant sa crosse ; le pneumogastrique se dirigeant vers l'œsophage ; *enfin la bronche droite* qui est incisée dans le segment
situé au-dessous de la crosse veineuse.

poumon, le doigt explorateur sentira dans le fond de la plaie,
exactement dans la concavité de la crosse de l'azygos, le bord
postérieur, dur et saillant, des anneaux cartilagineux des bronches. Aucun organe ne sépare la bronche du bistouri et on peut
inciser sans danger la partie membraneuse du conduit respiratoire (fig. 62).

Ayant relevé le lambeau costal, on pourrait arriver sur la bronche sans
décoller la plèvre, en ouvrant cette dernière ; le poumon entre en collap-
sus et, à travers le feuillet pleural réfléchi du pédicule pulmonaire, on peut
voir et inciser la bronche. Mais, dans ce cas, on traverse *deux fois* la plèvre, ce qui fait l'infériorité de ce procédé.

b) **Bronchotomie gauche**.

Le manuel opératoire est exactement le même, jusqu'au décollement de la plèvre médiastine.

Recherche de la bronche gauche. — Lorsque, détachant la plèvre pariétale, on arrive sur le flanc des vertèbres, on

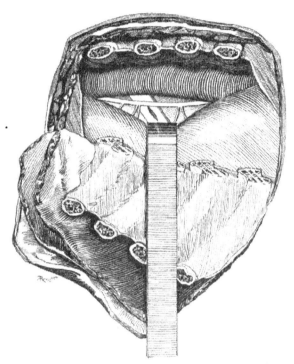

Fig. 63. — Bronchotomie gauche. La valve écarte le poumon. A la partie interne de
la plaie chemine l'aorte thoracique et le pneumo-gastrique gauche, tous deux
croisant la bronche gauche. Une boutonnière est faite à cette dernière, *en dehors*
de l'aorte.

voit *l'aorte thoracique*, énorme, appliquée sur le flanc des vertèbres et plongeant, à la partie supérieure de la région, dans le
médiastin antérieur. On continue le décollement, *sans s'occuper*
du vaisseau, mais en le limitant à la concavité de sa crosse, sur
une hauteur d'environ 5 centimètres. Bientôt apparaît un cordon
nerveux, le *Pneumogastrique gauche*. Arrêtant là le décollement
de la plèvre, réclinant en dehors, avec une bonne valve, le poumon, on explore avec l'index le fond de la plaie et l'on sent,

comme du côté opposé, le rebord postérieur et saillant des cartilages bronchiques. Là encore, la face postérieure, membraneuse, de la bronche est parfaitement libre et on peut, sans danger aucun, y pratiquer une boutonnière(¹) (fig. 63).

II. ŒSOPHAGOTOMIE EXTERNE THORACIQUE [²

Cet acte opératoire est, dans tous ses temps et dans toutes ses
manœuvres, absolument identique à l'opération de la bronchotomie. Même incision en U, même volet costal ou, si l'on veut,
une thoracectomie définitive, même décollement pleuro-pariétal,
mêmes points de repère, à droite la veine azygos, à gauche
l'aorte. Si donc on veut faire une œsophagotomie sur la partie
sous-azygo-aortique de l'œsophage, il suffit de suivre le manuel
opératoire que nous avons précédemment décrit pour la bronchotomie. (Voir fig. 62.)

On a beaucoup discuté pour savoir s'il fallait aborder l'œsophage par le
côté droit ou par le côté gauche. Il nous semble, d'après nos recherches,
qu'il vaut mieux l'aborder *toujours à droite*; de ce côté, en effet, on trouve
la plèvre, mais cette dernière se décolle facilement; à gauche, au contraire,
on trouve, jusqu'à la 4e dorsale, l'aorte, et au-dessus, la sous-clavière et le
canal thoracique.

III. ŒSOPHAGECTOMIE (CANCER DE L'ŒSOPHAGE)

Deux conditions paraissent également indispensables, si l'on
veut mener à bien une extirpation de l'œsophage thoracique :
1° *il faut combiner la voie cervicale avec la voie thoracique*;
2° *il faut sectionner la première côte*, cette section seule donnant
un jour suffisant sur le médiastin postérieur. Voici, d'ailleurs,
les différents temps de cet acte opératoire.

Recherche de l'œsophage cervical(³). — Sur le bord
antérieur du sterno-cléido-mastoïdien droit, faire une incision de
8 à 10 centimètres; libérer le muscle pour le récliner en dehors;

(1) Pour plus de détails, voir *Thèse de Schwartz*, Paris, 1903.
(2) L'œsophagotomie cervicale est étudiée dans le volume du même ouvrage :
Cou, tête.
(3) Pour des raisons analogues à celles données plus haut, l'opération se fera à
droite.

rechercher, en dedans, la trachée, passer derrière elle pour reconnaître l'œsophage que l'on isole. Passer au-dessous de lui un double fil de soie qui est maintenu par une pince. L'œsophage est libéré aussi bas que possible et on explore, par cette manœuvre, la situation exacte du néoplasme ([1]) (fig. 64).

Incision thoracique. — Le malade étant placé sur le côté *gauche*, en position latéro-ventrale et un aide le soulevant pour

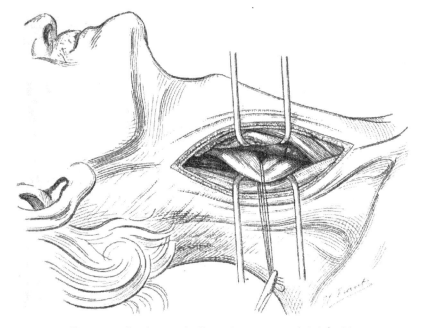

Fig. 64. — Libération de l'œsophage au cou (côté droit).

l'empêcher de tomber en avant, on fera une incision longue, para-médiane, commençant au cou où elle peut faire suite à la précédente, descendant entre la ligne des apophyses épineuses et l'omoplate, jusqu'à la 6e côte environ (fig. 65).

Résection des côtes. — La 6e côte d'abord est dénudée avec soin, à la rugine, depuis son apophyse transverse jusqu'à 3 ou 4 centimètres en dehors ; le segment costal correspondant est enlevé ; passant les doigts sous la paroi costale, on décolle la plèvre pariétale de bas en haut des côtes qui sont successivement réséquées, à mesure que la plèvre en est libérée. On arrive ainsi à la première côte ; cette dernière est dénudée avec le plus

(1) Pour plus de détails dans la recherche de l'œsophage, voir le volume : *Cou-tête*.

grand soin, autant pour ménager la plèvre que pour éviter la

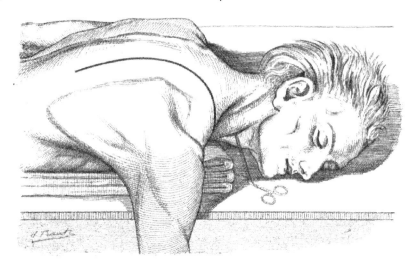

Fig. 65. -- Incision dorsale.

blessure du plexus brachial, dont la dernière racine passe au

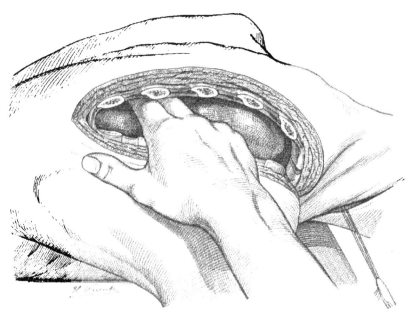

Fig. 66. — Décollement de la plèvre pariétale.

contact même de la côte. Après dénudation, la première côte est simplement sectionnée. Immédiatement le moignon de l'épaule

s'écarte de la colonne vertébrale. Un aide s'efforce d'empêcher un écartement trop considérable qui pourrait tirailler le
paquet vasculo-nerveux du membre supérieur (¹). Les vaisseaux
intercostaux ont été sectionnés, chemin faisant, entre deux ligatures.

Décollement pleuro-pulmonaire. — Toute la partie
découverte de la plèvre et du poumon, y compris le sommet de
ce dernier, sont alors décollés facilement et réclinés en dehors;

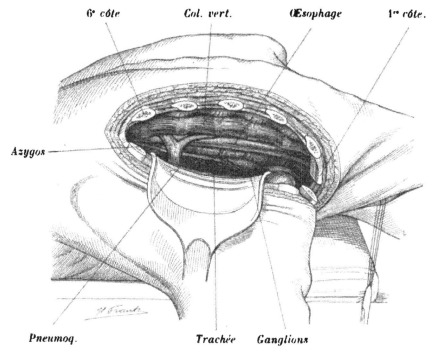

Fig. 67. — Section de la 1ʳᵉ côte, résection des cinq suivantes,
vue du médiastin postérieur.

le médiastin postérieur tout entier est découvert et largement
visible (fig. 66 et 67). Une large valve maintiendra éloigné le
sommet du poumon et l'on veillera à ce que les mouvements
respiratoires ne viennent pas déchirer la plèvre contre les fragments costaux.

Exploration de l'œsophage thoracique. — Grâce à
cette large brèche, il est facile d'examiner les organes du mé-

(1) On voit sur la planche 67 les cordons du plexus brachial que nous avons mis
à nu pour montrer qu'ils sont tendus par l'écartement du membre supérieur.

diastin postérieur. L'œsophage est visible depuis son entrée dans le thorax jusque près du diaphragme ; on l'explore pour constater si oui ou non le néoplasme est extirpable. Si oui, on se reporte vers la région cervicale.

Section de l'œsophage cervical. — Avec le fil de soie précédemment appliqué sur l'œsophage, on place, sur ce conduit, une double ligature serrée ; on sectionne l'œsophage entre

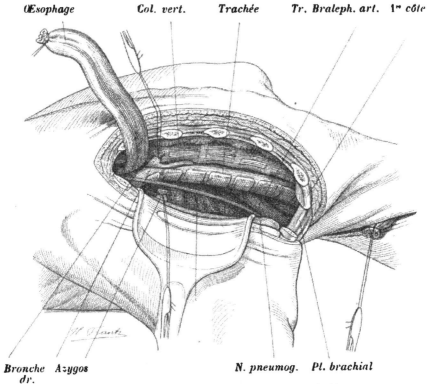

Fig. 68. — L'œsophage est libéré jusqu'au-dessous de l'azygos.

ces deux ligatures en stérilisant la muqueuse au thermocautère. Prenant le fil du bout inférieur avec une pince, on le passe sous la première côte, pénétrant ainsi dans le médiastin postérieur où on saisit le fil, attirant avec lui le bout inférieur de l'œsophage.

Libération de l'œsophage thoracique. — Tenant ainsi le bout inférieur de l'œsophage, on le libère avec la plus grande facilité jusque près du diaphragme. Chemin faisant, on n'est gêné que par la portion horizontale de l'azygos qui est coupée

entre deux fils. Lorsque la libération de l'œsophage est jugée suffisante, c'est-à-dire quand on a dépassé les limites du mal, on sectionne le conduit au thermocautère, abandonnant le bout inférieur, *lié*, dans le médiastin (fig. 68).

Fermeture de la plaie thoracique. — L'hémostase est faite, la plèvre suturée, s'il y a lieu. Pour éviter la chute du moignon de l'épaule et aussi pour parer à des troubles des fonctions respiratoires, il est utile de restaurer la section de la première côte en la suturant avec un fil d'argent ; les téguments sont enfin réunis ([1]).

Traitement de l'œsophage cervical. — Le bout supérieur de l'œsophage, laissé au cou, est fixé par quelques points de suture à la plaie cervicale ; on mettra dans sa lumière un drain assez long, destiné à conduire loin de la plaie la salive incessamment déglutie.

À côté de ces opérations, on peut être appelé à intervenir sur le médiastin postérieur pour une collection purulente, une pleurésie médiastinique, par exemple. Le manuel opératoire est identique à celui de la découverte des bronches ou de l'œsophage. Incision des téguments en dedans du bord spinal de l'omoplate, dénudation et résection des côtes, décollement de la plèvre costo-médiastinique et l'on est conduit sur la collection purulente.

V. CHIRURGIE THORACO-ABDOMINALE
(LAPAROTOMIE TRANSTHORACIQUE)

Anatomie. — Lorsque l'on aborde un organe abdominal, en particulier le foie, en traversant la paroi thoracique, on trouve sur son chemin deux organes importants, la plèvre et le poumon, contenus dans le sinus costo-diaphragmatique.

Le cul-de-sac pleural, pour aller de la région antérieure vers la colonne vertébrale, son point déclive, suit une ligne oblique qui croise, *dans la ligne axillaire*, la 9ᵉ et, *dans la ligne scapulaire*, la 11ᵉ côte.

Le bord inférieur du poumon suit également une ligne oblique, mais ne

_____

(1) M. Faure a laissé un gros drain dans le médiastin postérieur ; il est peut-être plus utile de n'en pas mettre.

descend pas aussi bas que la plèvre; il croise, *dans la ligne axillaire*, la
7ᵉ côte et, *dans la ligne scapulaire*, la 9ᵉ côte.

Ainsi donc : 1° la plèvre ne descend pas jusqu'au fond du sinus costo-
diaphragmatique et l'on peut passer, *à travers ce sinus, dans l'abdomen,
au-dessous de la plèvre*, sans l'intéresser.

2° Le poumon ne descend pas jusqu'au fond du cul-de-sac pleural et l'on
peut passer *à travers la plèvre, au-dessous du poumon*, sans l'intéresser.
Deux voies permettent, en effet, d'aborder le foie, par le thorax :

1° *La voie transpleurale*.
2° *La voie sous-pleurale*.

I. VOIE TRANSPLEURALE [1]

Le *siège* de l'intervention est évidemment variable avec
celui de la lésion (abcès ou kyste hydatique du foie, abcès
sous-phrénique). Le plus généralement, c'est au niveau des
lignes axillaires antérieure ou postérieure qu'on sera appelé à
aborder l'abdomen par le thorax. Supposons donc l'intervention pratiquée entre la ligne axillaire et la ligne scapulaire, à
droite.

Incision. Elle est *soit transversale, parallèle à la 9ᵉ côte*,
sur son milieu, et longue de 10 centimètres, soit, surtout si l'on
veut réséquer deux côtes, ce qui est préférable, en U, à convexité
inférieure, donnant un lambeau à charnière supérieure. Allant
d'emblée à fond, jusqu'aux côtes, on incise toutes les parties
molles et on dissèque le lambeau, enlevant avec lui tout ce qui
recouvre le gril costal. On découvre ainsi les 9ᵉ et 10ᵉ côtes
(fig. 69).

Résection costale. — Avec la rugine courbe et le costotome, suivant le manuel opératoire connu, on réséque, dans
toute l'étendue de la plaie, un segment de la 9ᵉ et de la 10ᵉ côte,
découvrant ainsi la plèvre pariétale costale.

Traversée pleurale. — Deux cas peuvent se présenter :
1° ou bien les deux feuillets séreux, sous l'influence du proces-
sus inflammatoire sous-jacent, se sont fusionnés et de solides
adhérences ont effacé à ce niveau la cavité pleurale (c'est sou-

(1) Israël-Segond.

vent le cas dans les abcès sous-phréniques). L'opération peut être immédiatement continuée : on traverse toutes les parties molles qui masquent le foyer.

2° Ou bien, au contraire, les deux feuillets de la plèvre sont

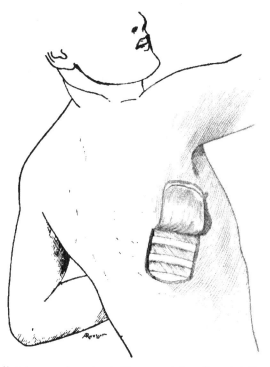

Fig. 69. — Volet musculo-cutané découvrant le gril costal (8ᵉ et 9ᵉ côtes).

simplement accolés, mais la cavité pleurale est libre ; *il est de toute nécessité, avant de continuer, de fermer la cavité séreuse,* en unissant, par des sutures, la plèvre costale à la plèvre diaphragmatique. De façon générale, mieux vaut pécher par excès de prudence, considérer la plèvre comme libre et suturer, sur toute la périphérie de la plaie, les deux feuillets de la séreuse, l'aiguille traversant dans la profondeur le diaphragme et superficiellement la plèvre pariétale.

Ouverture de la cavité abdominale. — On incise, couche par couche, la plèvre pariétale costale, la plèvre diaphragmatique, le diaphragme lui-même ; cette dernière incision découvre la région sous-diaphragmatique (abcès sous-phrénique) et la face convexe du foie (fig. 70).

S'il s'agit d'une lésion intra-hépatique (kyste ou abcès), on peut soit inciser immédiatement le foie, soit suturer d'abord le foie au diaphragme,

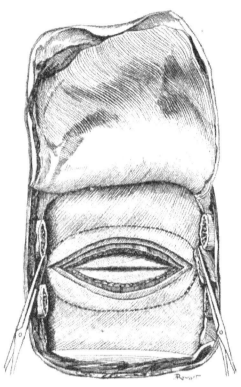

Fig. 70. — Les côtes 8 et 9 sont réséquées. Les deux feuillets de la plèvre sont
suturés, puis, dans l'intérieur de la ligne de suture, incisés. On a ensuite incisé
le diaphragme et le foie.

pour éviter l'infiltration du contenu kystique ou du pus dans le péritoine.

On peut, à l'exemple de certains chirurgiens, au lieu de suturer les deux
feuillets de la plèvre, inciser le diaphragme et éverser les deux lèvres de
la boutonnière musculaire, au besoin même les réunir à la plaie pariétale.

II. VOIE SOUS-PLEURALE [1]

Incision cutanée. — Cette incision commence à l'union du
rebord costal et du sternum, se dirige obliquement en bas et en
dehors, pour se terminer au rebord inférieur du thorax, près de
la région axillaire antérieure qu'elle dépasse un peu (2 à 3 cen-

(1) Résection du rebord costal (Lannelongue et Canniot, Monod et Vanverts), se
fait pour découvrir le foie en avant.

timètres). Elle va jusqu'au squelette, comprenant les téguments,

les insertions du grand oblique et la partie externe du grand droit abdominal. Le rebord costal, libéré, fait saillie dans la plaie; on achève de le découvrir, en disséquant un peu la face profonde du lambeau supérieur.

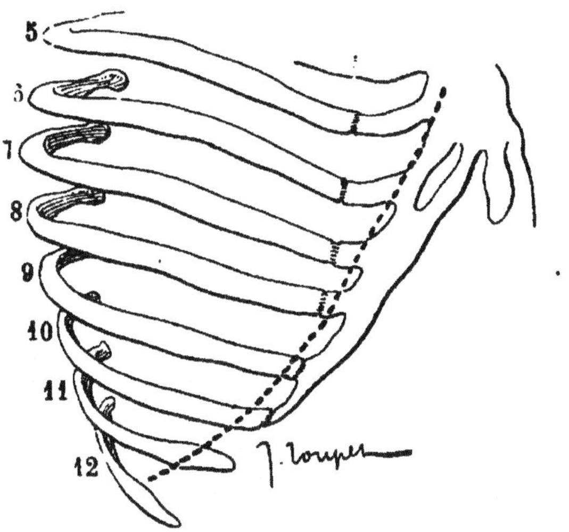

Fig. 71. — Trajet chirurgical du cul-de-sac inférieur de la plèvre. Il croise le 7e cartilage costal à 15 millimètres en avant de la 7e articulation chondro-costale, le 8e cartilage à 7 millimètres en avant de son articulation chondro-costale, les 9e et 10e côtes à 10 millimètres en arrière de leurs articulations chondro-costales, et atteint la 11e côte à 20 millimètres de son extrémité antérieure (Monod et Vanverts).

Section du rebord costal. —

Cette section doit se faire au-dessous du cul-de-sac pleural et respecter ce dernier (fig. 71). Il faut donc sectionner le rebord costal en deçà du trajet pleural représenté dans la figure 71 :

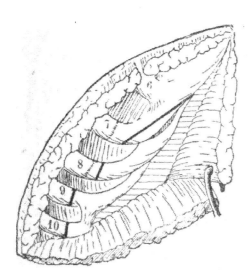

Fig. 72. — Ligne de section costale dans les cas où les articulations chondro-costales sont visibles (Monod et Vanverts).

les ciseaux suffisent pour cette besogne, à moins d'ossification des cartilages, auquel cas on prendra la cisaille (fig. 72).

Dans les cas où ces articulations ne sont point visibles (vieillard, par ossification), on sectionne le rebord costal suivant une ligne légèrement courbe, à concavité supéro-externe, commençant au-dessus de l'extrémité antérieure du 6e cartilage costal pour se terminer sur le rebord costal, au niveau de la ligne axillaire antérieure (fig. 73). Avec les côtes on coupe le contenu des espaces intercostaux.

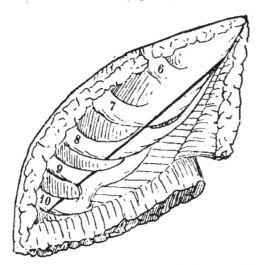

Fig. 73. — Ligne de section costale dans les cas où les articulations chondro-costales ne sont pas visibles (Monod et Vanverts).

Le volet ostéo-musculaire ne tient plus que par les insertions, sur sa face profonde, du transverse et du diaphragme. Saisissant de la main gauche le bord supérieur du volet, on le soulève, pour insinuer sous sa face profonde le bistouri qui libère les attaches musculaires. Finalement, le volet se laisse abaisser, montrant dans la plaie les fibres désinsérées du transverse et du diaphragme, qui masquent la face convexe du foie (fig. 74).

Incision de la cloison musculaire. — Il suffit

d'inciser les fibres musculaires du transverse et du diaphragme et le péritoine qui les tapisse pour avoir sous les yeux la face convexe du foie.

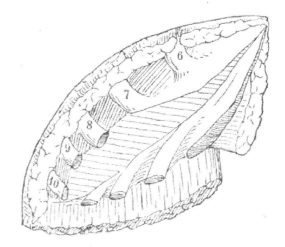

Fig. 74. — Volet thoracique n'adhérant plus que par quelques fibres du transverse et du diaphragme (Monod et Vanverts).

On peut, par un autre procédé, aborder le foie en passant au-dessous de la plèvre. Après avoir, comme dans la voie transpleurale, réséqué les côtes, on peut, suivant la manœuvre déjà exposée, décoller la plèvre pariétale costale, au-dessous de la brèche; en poursuivant son décollement jusqu'au cul-de-sac inférieur, on peut relever ce dernier et, au-dessous de lui, inciser le diaphragme. Mais cette élévation du cul-de-sac pleural n'est pas possible dans une grande étendue, car la plèvre diaphragmatique adhère très solidement au diaphragme.

La résection du rebord costal est souvent combinée avec une laparotomie latérale, ce qui donne un accès très large vers le foie.

VI. CHIRURGIE DU RACHIS

Nous ne ferons pas ici toute la chirurgie du rachis; nous

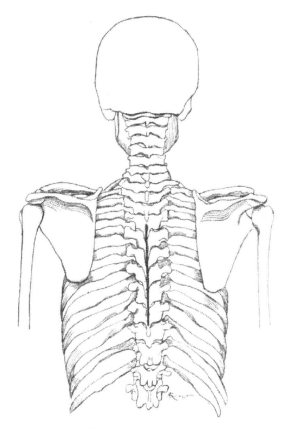

Fig. 75. — Incision médiane suivant la ligne des apophyses épineuses.

n'en exposerons que les opérations les plus élémentaires.

I. RÉSECTION DES APOPHYSES ÉPINEUSES

Le malade est couché sur le ventre : un coussin de sable le soulève et rend le dos plus saillant.

Incision. — Se fait sur la ligne même des apophyses épineuses, de longueur variable suivant le nombre des apophyses à réséquer. Elle va d'emblée jusqu'à l'os (fig. 75).

Libération des apophyses. — Avec la rugine, on dénude les flancs des apophyses ; on coupe ensuite les puissants ligaments sus et inter-épineux.

Section des apophyses. — Cette section se fera avec la cisaille, à la base même de la saillie osseuse.

II. RESECTION DES LAMES (LAMNECTOMIE)

Incision. — Comme précédemment, sur la ligne des apo-

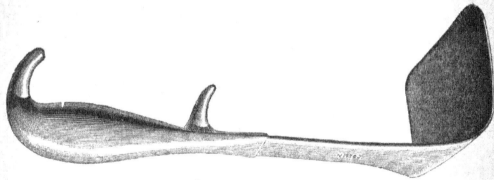

Fig. 76. — Écarteur de Chipault.

physes épineuses, rectiligne, de longueur variable suivant l'étendue même de la lamnectomie et allant à fond, jusqu'à l'os.

Dénudation des lames. — Sectionner au préalable, de chaque côté de la ligne épineuse, la puissante aponévrose superficielle qui s'y attache. Prenant alors la rugine, on dénude successivement, de chaque côté et dans toute l'étendue de la plaie, les lames, en poussant la rugine du sommet des apophyses épi-

neuses vers les apophyses transverses ; on écarte, du même coup,
toutes les masses musculaires qui comblaient les gouttières ver-

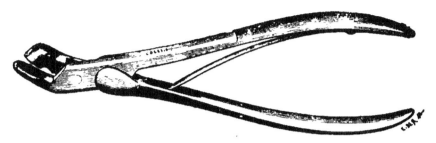

Fig. 77. — Pince emporte-pièce à mors plats de Collin.

tébrales. Dès que les muscles sont écartés, pour maintenir le
champ opératoire libre et aussi pour faire l'hémostase, on con-

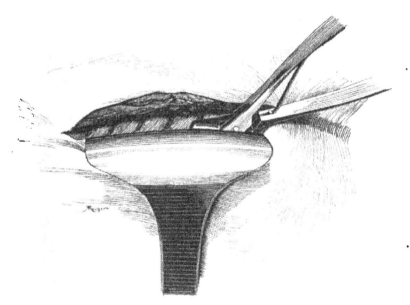

Fig. 78. — Laminectomie. L'écarteur de Chipault récline les muscles des gouttières.
La pince emporte-pièce coupe la lame inférieure.

fiera toutes les chairs au large écarteur de Chipault (fig. 76).

Résection des lames. — Pour plus de facilité, on fera bien
de sectionner d'abord les apophyses épineuses, suivant la technique précédemment exposée ; cela n'est d'ailleurs pas indispensable. Cette résection des lames se fait avec une pince emporte-pièce à mors plats, telle que celle de Collin (fig. 77).

On commencera par amorcer le bord inférieur de la dernière lame découverte, de façon à faire là une ouverture suffisante pour permettre l'introduction de la branche plate de la pince emporte-pièce (fig. 78).

Dès lors on agrandit très vite la brèche, de bas en haut, et les arcs successifs sont coupés très rapidement.

CHIRURGIE DU MEMBRE SUPÉRIEUR

DÉCOUVERTE DES NERFS([1])

I. PLEXUS BRACHIAL

I. *Au-dessus de la clavicule*.

Anatomie. — Le segment sus-claviculaire du plexus brachial se trouve ramassé dans la partie externe et inférieure du triangle que limitent, en dedans, le muscle sterno-cléido-mastoïdien, en dehors, le trapèze et, en bas, la clavicule. Dans la traversée, oblique, de ce triangle, les troncs nerveux passent entre les deux scalènes (antérieur et moyen) fortement appliqués contre la face antérieure du scalène moyen par une lame fibreuse dépendant de l'aponévrose cervicale profonde.

Superficiellement ils sont recouverts par les téguments, l'aponévrose cervicale superficielle, tendue entre les deux muscles qui limitent la région et l'aponévrose cervicale moyenne, englobant les muscles sous-hyoïdiens.

Le muscle omo-hyoïdien croise, de haut en bas et de dedans en dehors, le plexus; l'artère cervicale transverse superficielle passe horizontalement en avant des troncs nerveux, tout près de la clavicule, tandis que la scapulaire postérieure passe entre ces mêmes troncs. Enfin la veine jugulaire externe, après avoir formé sa crosse, croise la partie inférieure et interne du plexus brachial.

Ligne opératoire. — *Cette ligne est parallèle au bord supérieur de la clavicule, à 1 centimètre de ce bord* (fig. 79).

Opération. — Le malade est couché sur le dos, le cou tendu, la face tournée du côté opposé; un coussin est placé verticalement sous la *moitié opposée du thorax*, de telle sorte que l'omoplate, *du côté où l'on opère, porte à faux*; l'épaule est abaissée

(1) Toutes nos découvertes de nerfs sont faites à gauche.

et portée en arrière pour effacer le creux de la région sus-claviculaire.

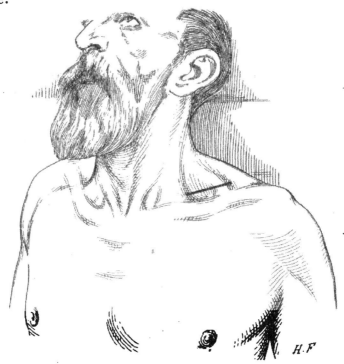

Fig. 79. — Ligne d'incision pour la découverte du plexus brachial au-dessus
de la clavicule.

L'opérateur se place en face de la région.

Rechercher les extrémités externe et interne de la clavicule et repérer le *milieu de cet os.*

A 1 centimètre au-dessus de la clavicule, parallèlement à elle, faire une incision de 7 à 8 cen-

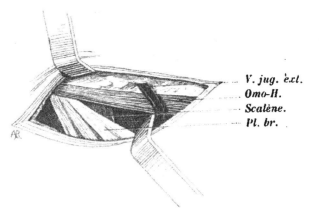

V. jug. ext.
Omo-H.
Scalène.
Pl. br.

Fig. 80. — Découverte du plexus brachial au-dessus de la clavicule; l'écarteur inférieur rejette en dehors la veine jugulaire externe (*V. jug. ext.*).

timètres, dont le milieu corresponde à 1 centimètre en dehors
du *milieu de l'os.*

Couper prudemment la peau et le peaucier. Chercher dans la moitié externe de la plaie la *veine jugulaire externe*, libérer son bord interne et, avec un écarteur, la rejeter *en bas et en dehors* (fig. 80). Si elle gêne, la couper entre deux ligatures. Effondrant, avec une sonde cannelée, ou avec un bistouri, l'aponévrose cervicale superficielle et le tissu cellulo-graisseux de la région, voir l'*omo-hyoïdien*, le libérer sur son bord inférieur interne et le refouler en dehors. On aura alors sous les yeux les troncs du plexus brachial, reposant sur le scalène moyen.

II. *Au-dessous de la clavicule*.

Anatomie. — Le plexus brachial se trouve là dans le creux sous-clavier, espace triangulaire à sommet externe formé par l'apophyse coracoïde et

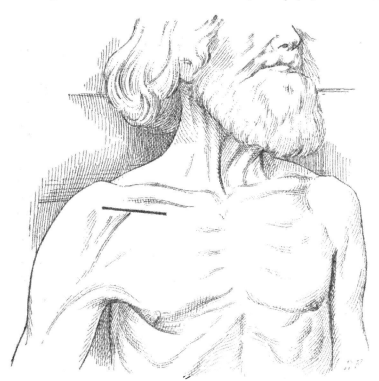

Fig. 81. — Découverte du plexus brachial au-dessous de la clavicule.
Tracé de l'incision.

dont les bords sont constitués, le supérieur, par la clavicule, l'inférieur, par le muscle petit pectoral ; les deux premières côtes en forment le plancher.

Les différents plans qui constituent la couverture du triangle sont : 1) les téguments ; 2) les muscles grand pectoral et (un peu) le deltoïde, les deux étant séparés là par l'espace delto-pectoral où chemine la veine céphalique ; 3) l'aponévrose clavi-coraco-axillaire, qui vient de la clavicule, passe en pont par-dessus les organes du creux sous-clavier et rencontre le bord supérieur du petit pectoral qu'elle engaine et qui la conduit dans l'aisselle. Dans le creux se trouve le paquet vasculo-nerveux, les nerfs en dehors, la veine interne, l'artère au milieu.

Ligne opératoire. — *Cette ligne est parallèle au bord inférieur de la clavicule, son milieu correspond à un point situé à un centimètre en dehors du milieu de l'os* (fig. 81).

Opération. — Le malade est couché sur le dos ; un coussin est placé sous le thorax, comme précédemment, de façon *que l'omoplate porte à faux* ; l'épaule *est portée en arrière et en haut*,

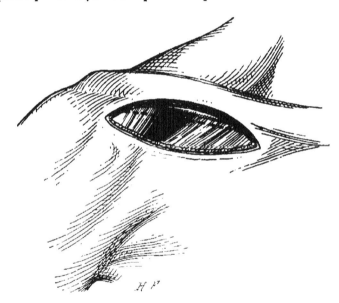

Fig. 82. — Le grand pectoral et le deltoïde sont mis à nu.

l'avant-bras est fléchi et la main repose sur la partie antérieure du thorax. Repérer avec soin les extrémités externe et interne de la clavicule ; chercher le milieu de l'os et marquer le point qui *est à 1 centimètre en dehors* ; ce point correspondra au milieu de l'incision.

Se placer en dehors du membre, en face de la clavicule et mener une incision *parallèle à l'os*, à 1 *centimètre au-dessous* de lui, longue de 7 à 8 centimètres et dont le milieu corresponde au point précédemment marqué. Cette incision comprend les

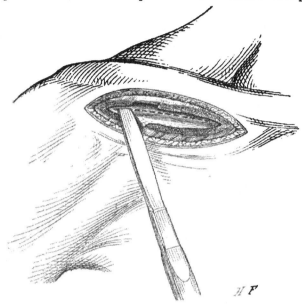

Fig. 83. — Le grand pectoral et le deltoïde sont incisés ; on voit l'aponévrose clavi-pectorale.

téguments et découvre les muscles grand pectoral et deltoïde, l'espace delto-pectoral avec la veine céphalique (fig. 82).

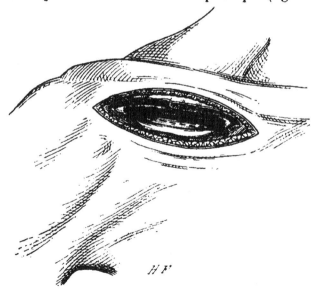

Fig. 84. — L'aponévrose clavi-pectorale est incisée, le muscle sous-clavier mis à nu par l'ouverture de sa gaine.

Au ras de la clavicule sectionner les deux muscles en liant

la veine. On met ainsi à nu l'aponévrose clavi-pectorale (fig. 83).

Le bistouri, *placé sous la clavicule*, la lame horizontalement appliquée sous la face inférieure de l'os, ouvre de gauche à droite la gaine du *muscle sous-clavier*. Ce muscle est récliné en haut vers la clavicule. Saisissant avec la pince, tenue de la main gauche, la lèvre inférieure de cette boutonnière (fig. 84), on incise avec le bistouri, très prudemment, le feuillet postérieur de la gaine. Avec un écarteur, abaisser fortement tous les tissus en dirigeant cet écarteur vers le thorax; on verra un *filet nerveux*, se portant dans cette direction; c'est le nerf *du grand pectoral*, qui conduira sur les cordons du plexus brachial, situés

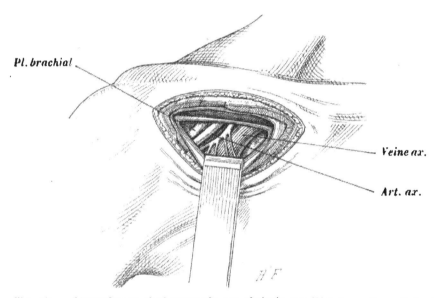

Fig. 85. — L'aponévrose clavi-pectorale est abaissée par l'écarteur. On voit tout le paquet vasculo-nerveux, les nerfs du plexus en dehors, la veine axillaire en dedans, l'artère au milieu. Le petit nerf du grand pectoral croise l'artère et la veine.

en dehors, la veine étant en dedans, l'artère plus profonde, entre les deux et croisée par le nerf du grand pectoral (fig. 85).

III. *Dans l'aisselle.*

Anatomie. — Dans la pyramide axillaire, le plexus brachial (dont la division en troncs secondaires se fait au milieu de la région, au niveau de la tête humérale) repose en arrière sur le thorax d'abord, puis sur le muscle sous-scapulaire, enfin sur les tendons superposés du grand rond et du grand dorsal; en avant il est recouvert par le muscle grand pectoral, plus profondément par le petit pectoral, dont le bord supérieur est uni à la clavicule par la puissante aponévrose clavi-coraco-axillaire. A la base de l'aisselle, le muscle coraco-brachial sépare le plexus du muscle grand pectoral, et sera, dans l'acte opératoire, un excellent point de repère.

Ligne opératoire. — Elle va *du sommet du creux de l'aisselle à la face interne du bras, se dirigeant vers le milieu du pli du coude* (fig. 86).

Opération. — Le malade est couché sur le dos, au bord de la table, le membre en abduction, au delà de l'angle droit, la

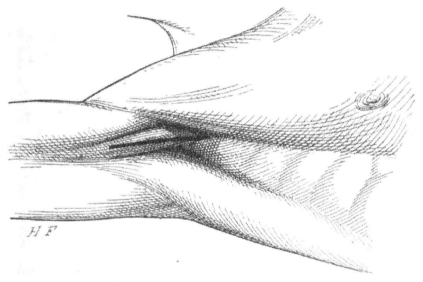

Fig. 86. — Découverte du plexus brachial (dans l'aisselle). Tracé de l'incision, commençant au *sommet* de l'aisselle: *immédiatement* derrière le grand pectoral et se continuant le long du coraco-brachial, devant le relief du plexus brachial.

main en position intermédiaire à la pronation et à la supination, le pouce dirigé en haut.

L'opérateur se place en dedans du membre. Chercher le creux de l'aisselle, en appliquant la main à plat sur le gril costal et remontant ainsi jusqu'au sommet de la région axillaire, avec l'index (main gauche pour le côté gauche).

Faire une incision de 7 à 8 centimètres, qui commence (ou finit) au sommet du creux de l'aisselle, passe sous le grand pectoral, en suivant la ligne indiquée.

Après la section des téguments, *dirigeant le bistouri* vers la *face inférieure du grand pectoral*, inciser, sans danger pour les vaisseaux axillaires, l'aponévrose axillaire. Libérer d'un coup de

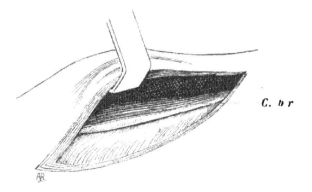

Fig. 87. — Découverte du plexus brachial dans l'aisselle. L'incision des téguments met à nu l'aponévrose, à travers laquelle on aperçoit, par transparence, le *muscle coraco-brachial* (*C. br.*), le point de repère capital de cet acte opératoire. L'écarteur soulève puissamment le muscle grand pectoral.

sonde cannelée. le muscle grand pectoral et le donner à un écarteur qui le tire puissamment en haut.

Chercher sous le grand pectoral le muscle *coraco-brachial*,

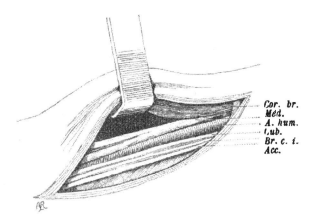

Fig. 88. — Découverte du plexus brachial dans l'aisselle. L'écarteur soulève le *muscle coraco-brachial* (*Cor. br.*); on a sous les yeux le plexus brachial : en dehors le *nerf médian* (*Méd.*) avec ses deux racines, puis, de dehors en dedans, l'artère humérale, les nerfs *cubital* (*Cub.*), *brachial cutané interne* (*Br. c. i.*) et son accessoire (*Acc.*).

dont la direction est différente, qui descend verticalement de l'apophyse coracoïde vers la face interne du bras. Ce muscle est le meilleur point de repère (fig. 87). Sur lui, inciser sa gaine, dans toute la hauteur de la plaie; libérer le bord interne du muscle et le confier à l'écarteur qui tenait déjà le grand pectoral. A la *place même où était* le coraco-brachial, on trouve le *gros nerf médian* avec, en haut, ses deux racines; en dedans du médian, l'artère axillaire et plus en dedans encore un faisceau de troncs nerveux formé par le *cubital*, le *brachial cutané interne* et son *accessoire*. Sur un plan plus profond se trouve le tronc *radio-circonflexe*. Enfin sous le coraco-brachial, et perforant ce muscle, le *musculo-cutané* (fig. 88).

II. NERF MÉDIAN

1) *Dans l'aisselle* (V. Plexus brachial).

2) *Au bras*.

Anatomie. — Le médian descend dans la loge antérieure du bras, sous l'aponévrose brachiale. Il s'applique contre la cloison intermusculaire interne, et se trouve recouvert, en avant, par le *bord interne* du muscle biceps. Le muscle recouvre le nerf d'autant plus qu'il est plus puissant, et il constitue le point de repère capital pour la découverte du médian. Dans ce long trajet, le médian est accompagné par l'artère humérale. Nerf et artère se croisent en X. A la partie supérieure du bras, le nerf est placé en dehors de l'artère; à la partie moyenne se fait le croisement, et le nerf recouvre l'artère; à la partie inférieure le nerf est en dedans de l'artère. D'une façon générale, au moment du croisement, le nerf passe devant l'artère; mais quelquefois c'est l'inverse et le nerf passe derrière.

Ligne opératoire. — *Elle va du sommet du creux de l'aisselle au milieu du pli du coude, en suivant le bord interne du biceps* (fig. 89).

Opération. — Le malade est couché sur le dos, au bord de la table, le bras en abduction à angle droit, la main en supination. L'opérateur, à droite comme à gauche, se place en dedans du membre.

1) **Au tiers moyen du bras** (ou au tiers supérieur).

Avec ses deux mains, les pouces placés sur la face interne du bras et se regardant, faire saillir le muscle biceps. Sur le bord

interne du muscle, et suivant la ligne indiquée, faire une incision de 5 à 6 centimètres, comprenant la peau et le tissu cellu-

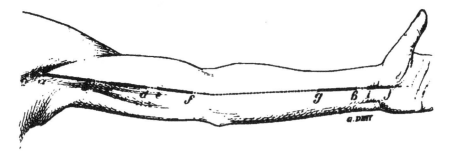

Fig. 89. — (Monod et Vanverts). Lignes d'incision pour la découverte : *ab*, des nerfs
du plexus brachial dans l'aisselle ; du médian : *c*, *d*, à la partie supérieure du
bras ; *e*, *f*, au tiers moyen ; *g*, *h*, à l'avant-bras ; *i*, *j*, au poignet.

laire sous-cutané. Inciser l'aponévrose *sur le biceps*, dont on ouvre la gaine ; libérer, avec la sonde cannelée, son *bord* et le
confier à un écarteur qui le soulève, *sans tirer* (pour ne point
prendre pour le médian le musculo-cutané (v. plus loin). Effon-

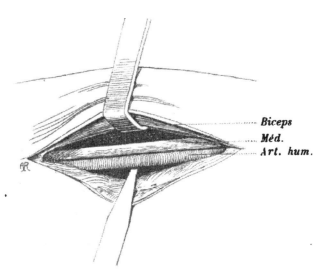

Fig. 90. — Nerf médian au tiers moyen du bras. L'écarteur soulève le biceps ; on
voit en haut et en dehors le nerf médian (*Méd.*) ; au dedans de lui, l'artère humérale (*Art. hum.*).

drer le feuillet profond de la gaine du muscle. *A la place même*
qu'occupait le bord du biceps, se trouve le tronc du nerf médian
et plus en dedans les vaisseaux (fig. 90).

2) **Au tiers inférieur** (au-dessus du coude).

Sur la ligne indiquée, *le long et en dedans du tendon du biceps,*
faire une incision de 5 à 6 centimètres dont l'extrémité inférieure s'arrête à
un centimètre au-
dessus du pli du
coude, et compre-
nant la peau et le
tissu cellulaire
sous-cutané. Dans
cette section, évi-
ter la blessure de
la veine basilique
qui sera reconnue
et écartée. Sous
l'aponévrose, par
transparence, re-
connaître le bord
supérieur et ex-
terne du rond pro-

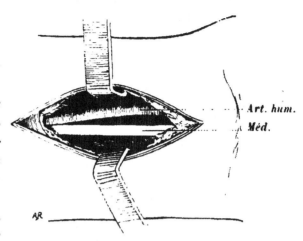

Fig. 91. — Nerf médian au-dessous du pli du coude : *en
dehors*, l'artère humérale, *en dedans*, le nerf médian :
le croisement des deux cordons est effectué. — Sous
l'écarteur inférieur (interne) se trouve le rond pronateur.

nateur. Le *long de ce bord mais en dehors de lui*, inciser l'aponévrose brachiale et quelquefois les fibres les plus élevées de
l'expansion aponévrotique du biceps. Le nerf médian se trouve
au niveau du bord supérieur du rond pronateur, les vaisseaux
huméraux sont plus en dehors (fig. 91).

3) *A l'avant-bras.*

Anatomie. — Après avoir passé, au coude, entre le faisceau épitrochléen et le faisceau coronoïdien du rond pronateur, il s'introduit dans
l'anneau que forment les chefs cubital et radial du fléchisseur commun superficiel; au-dessous de cet anneau, il est croisé profondément par les
vaisseaux cubitaux, qui se dirigent obliquement en dedans et en bas, tandis
que le nerf descend à peu près verticalement, sur la région médiane de
l'avant-bras, recouvert par la masse charnue du fléchisseur superficiel,
reposant dans l'interstice celluleux des fléchisseurs profond et propre du
pouce. Pour le quart inférieur de l'avant-bras, alors que le fléchisseur superficiel est devenu tendineux, le médian, devenu plus superficiel, recouvert seulement par la peau et l'aponévrose, chemine entre les tendons du
grand palmaire en dehors, et du petit palmaire en dedans.

Ligne opératoire (V. fig. 89). — *Cette ligne va du milieu du pli du coude au milieu du poignet.*

Opération. — Le malade est couché sur le dos, au bord de la table, le bras en abduction, la main en supination.

1) **Au tiers supérieur** (au-dessous du coude).

Sur la ligne opératoire, faire une incision commençant ou finissant un peu au-dessous du pli du coude, de 4 à 5 centimè-

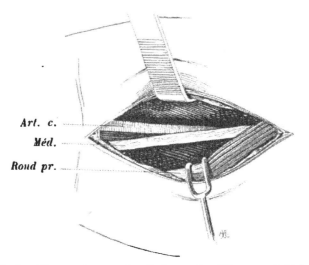

Fig. 92. — Nerf médian au-dessous du pli du coude. L'écarteur inférieur tient et écarte en dedans le muscle rond pronateur (*Rond pr.*). Le nerf médian (*Méd.*) se dirige vers la ligne médiane de l'avant-bras, en croisant l'artère cubitale (*Art. c.*).

tres de longueur, comprenant la peau. Récliner ou couper entre deux ligatures les veines superficielles. Sous l'aponévrose on reconnaîtra, par transparence, le bord externe du muscle rond pronateur. Inciser l'aponévrose sur ce bord, libérer le muscle et le confier à un écarteur. On aura sous les yeux le nerf médian se dirigeant vers l'axe de l'avant-bras et l'artère cubitale, oblique en dedans et croisant, dans ce trajet, la face profonde du nerf (fig. 92).

2) **Au tiers inférieur**. — Sur la ligne indiquée, *en dedans du tendon visible du grand palmaire*, faire une incision de 4 à 5 centimètres s'arrêtant à un travers de pouce au-dessus du poignet. Sectionner la peau et l'aponévrose; reconnaître le tendon du *grand palmaire* qu'un écarteur récline en

dehors ; reconnaître de même en dedans le tendon du *petit pal-*

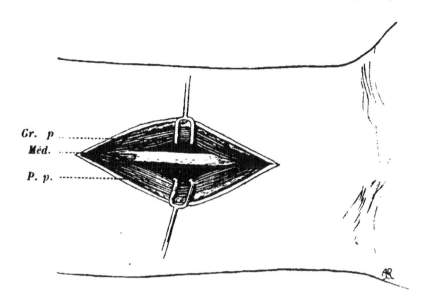

Fig. 93. — Nerf médian au tiers inférieur de l'avant-bras. L'écarteur inférieur (interne) écarte le petit palmaire (*P. p.*) ; l'écarteur supérieur (externe), le grand palmaire (*Gr. p.*) ; entre les deux, le nerf médian.

maire, qu'un autre écarteur récline en dedans. Entre les tendons descend le nerf médian (fig. 93).

4) *Au poignet.*

Anatomie. — Le médian descend sous le ligament annulaire antérieur du carpe, pour plonger dans le canal carpien. Le tendon du petit palmaire s'est étalé au-devant de lui ; le nerf se trouve placé d'abord entre le tendon du grand palmaire en dehors et le paquet des tendons fléchisseurs en dedans. Dans le canal radio-carpien, il se loge dans l'interstice qui sépare les deux gaines synoviales palmaires.

Ligne opératoire. — Elle continue celle de l'avant-bras, *se dirigeant du milieu du poignet vers le medius.*

Opération. — Le malade étant couché comme précédemment faire une incision de 4 centimètres dont le milieu corresponde au pli du poignet. Couper la peau, le tissu cellulo-graisseux sous-cutané, puis, très prudemment, à cause des gaines synoviales sous-jacentes, le ligament annulaire antérieur du carpe. Récliner les deux lèvres de l'incision et on

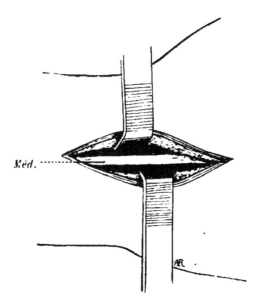

Fig. 94. — Nerf médian au poignet. Les écarteurs maintiennent ouvertes la gouttière carpienne.

découvre le nerf médian, aisément reconnaissable, par son aspect fibrillaire, des tendons qui l'entourent (fig. 94).

III. NERF CUBITAL

1) *Dans l'aisselle* (V. Plexus brachial).

2) *Au bras.*

Anatomie. — Dans les deux tiers supérieurs du bras, le nerf cubital occupe la loge antérieure et se trouve en dedans du paquet vasculo-nerveux que forment le médian et l'artère humérale. A l'union du tiers moyen et du tiers inférieur du bras, le cubital perfore la cloison intermusculaire interne et s'enfonce entre les fibres du vaste interne pour gagner la face postérieure du coude.

Ligne opératoire. — Du sommet du creux de l'aisselle à la face postérieure de l'épitrochlée (fig. 95).

Opération. — Le malade est couché sur le dos, le bras en

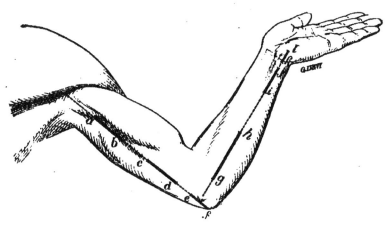

Fig. 95. — (Monod et Vanverts). Lignes d'incision pour la découverte du nerf cubital : *a, b*, au-dessus du milieu du bras ; *c, d*, au-dessous du milieu du bras ; *e, f*, au coude ; *g, h*, au tiers supérieur de l'avant-bras ; *i, j*, au tiers inférieur de l'avant-bras ; *k, l*, au poignet.

abduction à angle droit, la main en supination. Le chirurgien se place en dedans du membre.

1) **Au-dessus du milieu du bras** (aux deux tiers supérieurs).

Sur la ligne précédemment indiquée, faire une incision de 5 à 6 centimètres ; cette incision, qui se trouve à un travers de doigt derrière la ligne opératoire de l'artère humérale, comprend la peau, le tissu cellulaire et l'aponévrose brachiale. On rencontre la veine basilique

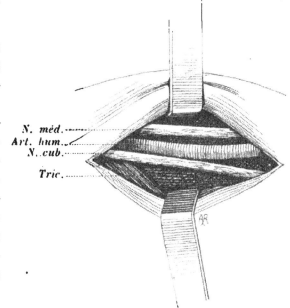

Fig. 96. — Nerf cubital au tiers supérieur du bras. L'écarteur inférieur maintient le triceps (*Tric.*) ; on voit en dehors et en avant le nerf médian (*N. méd.*) en dedans de lui l'artère humérale (*Art. hum.*), plus en dedans, contre le triceps écarté, le nerf cubital (*N. cub.*).

qui est réclinée soit en avant, soit plutôt en arrière ; il n'y a

plus qu'à reconnaître le paquet vasculo-nerveux formé par le
nerf médian, l'artère humérale et le nerf cubital, ce dernier *le
plus interne*, appliqué contre la masse charnue du long triceps
(fig. 96).

2) **Au tiers inférieur**. — Suivant la ligne opératoire, faire
une incision de 4 à 5 centimètres (fig. 95, *c*, *d*), comprenant successivement la peau, le tissu cellulaire sous-cutané, l'aponé-

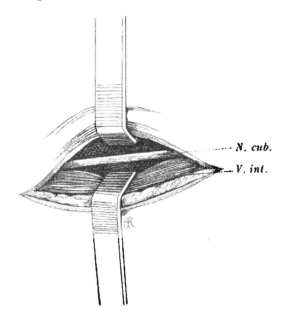

Fig. 97. — Nerf cubital au tiers in'érieur du bras. L'écarteur inférieur (int.) refoule
en dedans le vaste interne (*V. int.*), en dehors de lui on voit le nerf cubital (*N. cub.*).

vrose brachiale, le nerf reste séparé du bistouri par quelques
fibres du vaste interne qu'il suffira de sectionner au voisinage
de leurs insertions. Un écarteur récline toute la masse charnue
du muscle et découvre le nerf cubital (fig. 97).

3) *Au coude*.

Anatomie. — Le nerf cubital chemine, à la face postérieure du coude,
dans une gouttière osseuse, ouverte en arrière, et formée par l'épitrochlée
en dedans, l'olécrane en dehors (gouttière épitrochléo-olécranienne); le
nerf repose dans cette gouttière, séparé du squelette par un périoste assez
épais, renforcé lui-même par les faisceaux du ligament latéral interne.
La gouttière est transformée en canal ostéo-fibreux par les insertions, aux
saillies osseuses, des aponévroses brachiale et antibrachiale et par une
bandelette transversale, épitrochléo-olécranienne. Le nerf est là tout à fait

superficiel, séparé de la peau par l'aponévrose seulement. A sa sortie de la gouttière, le nerf s'engage entre les deux faisceaux (épitrochléen et olécranien) du cubital antérieur, réunis par une forte lame fibreuse qui dépend de l'aponévrose antibrachiale ; enfin le nerf contourne le cubitus et pénètre dans la région antérieure.

Ligne opératoire. — C'est celle du cubital au bras, mais dépassant d'un bon centimètre l'épitrochlée (fig. 95, *e*, *f*).

Opération. — Le malade est couché sur le dos, au bord du lit, le bras écarté du corps, l'avant-bras fléchi à angle droit. Le

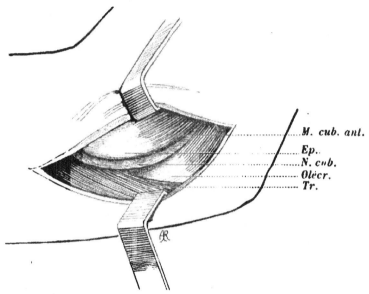

Fig. 98. — Nerf cubital au coude. De l'épitrochlée (*Ep.*) et de l'olécrane (*Olécr.*), se détachent les deux chefs du muscle cubital antérieur (*M. cub. ant.*), entre lesquels on voit s'engager et disparaître le nerf cubital (*N. cub.*). Tout à fait en arrière le chef interne du triceps (*Tr.*).

chirurgien se place en dedans du membre. Repérer l'épitrochlée, l'olécrane, la gouttière qui les sépare. Dans cette gouttière, suivant la ligne opératoire, faire une incision de 4 à 5 centimètres, comprenant la peau et l'aponévrose antibrachiale, unissant les deux chefs d'insertion du cubital antérieur. On voit dans la plaie, le nerf cubital qu'on isole facilement de son artère collatérale (récurrente cubitale postérieure) (fig. 98).

4) A l'avant-bras.

Anatomie. — Le nerf cubital, plongeant sous le faisceau épitrochléen du cubital antérieur, contourne le cubitus et arrive à la région antérieure de l'avant-bras. A partir de ce moment et jusqu'au poignet, il chemine *en dehors* du muscle, puis du tendon cubital antérieur, reposant sur le fléchisseur commun profond, dans la gaine de ce dernier, recouvert par le fléchisseur superficiel. Les vaisseaux cubitaux, situés en haut près de l'axe médian de l'avant-bras, se dirigent obliquement en bas et en dedans, entre le fléchisseur superficiel en avant, le fléchisseur profond en arrière ; vers la partie moyenne de l'avant-bras, les vaisseaux ont atteint le nerf, et, restant placés *en dehors de lui*, ils partagent dès lors ses rapports.

Ligne opératoire. — Du *sommet* de l'épitrochlée au *côte externe* du pisiforme (fig. 95).

Opération. — Le malade est couché sur le dos, près du bord de la table, le bras en abduction légère, l'avant-bras fléchi à angle droit, la main en supination et en extension forcées. Le chirurgien se place en dedans du membre.

1) Au tiers supérieur. — Sur la ligne opératoire, après avoir, avec les doigts, déprimé la gouttière qui sépare le cubital-

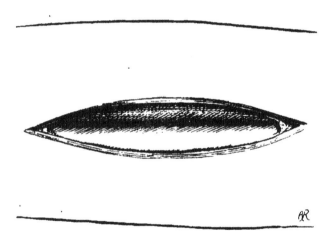

Fig. 99. — Nerf cubital au tiers supérieur de l'avant-bras. L'incision des téguments a découvert l'aponévrose ; la partie antérieure, sombre, laisse voir par transparence, le muscle sous-jacent, le fléchisseur sublime ; la partie postérieure, blanche, est épaisse, aponévrotique et couvre le muscle cubital antérieur. A l'union des deux zones se trouve la ligne qui sert de point de repère ; c'est devant elle, sur le fléchisseur sublime, qu'on incise l'aponévrose.

antérieur du fléchisseur superficiel, faire une incision de 7 à 8 centimètres, commençant ou finissant à trois travers de doigt au-dessous de l'épitrochlée (fig. 95, *g*, *h*). Mettre à nu l'aponévrose et l'examiner attentivement pour reconnaître l'interstice musculaire séparant le cubital antérieur en arrière du fléchisseur superficiel en avant.

En regardant bien on trouvera à cette aponévrose : en avant,
une teinte sombre, due à ce fait qu'on voit, par transparence,
les fibres charnues du fléchisseur superficiel; en arrière, une
coloration blanche, nacrée ; plus épaisse, l'aponévrose recouvre
à ce niveau le cubital antérieur. A l'union de ces deux zones se
trouve une ligne de transition qui suit exactement la direction
de la ligne opératoire (fig. 99).

Devant cette ligne blanche ou jaune, *parallèlement* à elle,
inciser l'aponévrose. Immédiatement un muscle fait hernie,

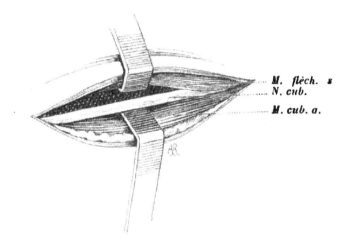

Fig. 100. — Nerf cubital au tiers supérieur de l'avant-bras. Le muscle fléchisseur
commun superficiel (*M. fléch. s.*) est écarté en avant ; le cubital antérieur (*cub. a.*),
en arrière ; entre les deux on voit le nerf cubital (*N. cub.*).

c'est le fléchisseur superficiel. La main étant alors fléchie, pour
relâcher ce muscle, une sonde cannelée le libère *de bas en haut*
de la cloison intermusculaire à laquelle il adhère très peu. On
est en bon chemin si, des deux lèvres de la brèche, l'antérieure
est charnue (fléchisseur superficiel), la postérieure aponévrotique
(cloison intermusculaire). Un écarteur soulève le muscle antérieur et découvre rapidement le nerf cubital. Les vaisseaux
cubitaux, dans cette région, n'ont pas encore atteint le nerf et
on ne les voit pas (fig. 100).

2) **Au tiers inférieur.** — Suivant la ligne opératoire, faire
une incision de 4 centimètres (fig. 95, *i. j*) en dehors du tendon
saillant du cubital antérieur. Sectionner la peau, le tissu cellulaire sous-cutané, l'aponévrose superficielle. Récliner en dedans

le tendon du cubital antérieur, après avoir fléchi la main. Inciser prudemment l'aponévrose profonde et reconnaître le nerf cubital, en dedans des vaisseaux cubitaux (fig. 101).

5) *Au poignet.*

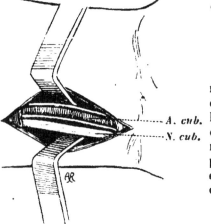

Anatomie — Le nerf cubital chemine là dans un canal spécial, formé en dedans par l'os pisiforme, en dehors par l'apophyse unciforme de l'os crochu, en arrière par le ligament radio-carpien, en avant par une expansion de l'aponévrose palmaire. Il est accompagné par les vaisseaux cubitaux qui restent en dehors de lui.

Fig. 101. — Nerf cubital au tiers inférieur de l'avant-bras. On voit, en dehors, l'artère et les veines cubitales (*A. cub.*), l'écarteur inférieur (int.) maintient caché le tendon du muscle cubital antérieur.

Ligne opératoire. — La même que précédemment, prolongée dans la paume (fig. 95, *k, l*).

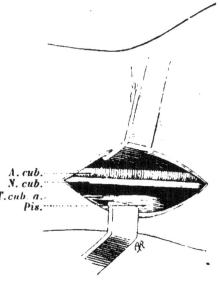

Opération. — Le malade et l'opérateur étant placés comme précédemment, inciser, suivant la ligne opératoire, très exactement en dehors du pisiforme, la peau, le tissu cellulaire sous-cutané et, très prudemment, l'aponévrose. Immédiatement le paquet vasculo-nerveux se montre (fig. 102).

Fig. 102. — Nerf cubital au poignet. L'écarteur inférieur (int.) permet de voir le pisiforme et le tendon terminal du cubital antérieur; au dehors, on voit l'artère cubitale et le nerf cubital.

IV. NERF RADIAL

1) *Dans l'aisselle.*

Anatomie. — (V. Plexus brachial.)

Ligne opératoire. — Bord postérieur de l'aisselle, prolongée à la face interne du bras (fig. 105, *k*, *l*).

Opération. — Le malade est couché sur le dos, au bord de

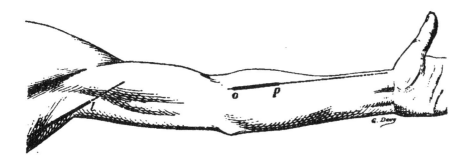

Fig. 105. — (Monod et Vanverts). — Ligne d'incision pour la découverte du nerf
radial : *k*, *l*, dans l'aisselle ; *o*, *p*, au tiers supérieur de l'avant-bras (branche antérieure).

la table, le bras en abduction dépassant l'horizontale, l'avant-
bras en extension, la main en position intermédiaire à la pronation et à la supination, le pouce dirigé en haut. Le chirurgien
se place en dedans du membre et repère le bord postérieur de
l'aisselle et la face interne du bras.

Suivant la ligne indiquée, faire une incision de 8 centimètres
comprenant la peau, le tissu cellulaire sous-cutané. Voir et
sentir la corde saillante et large des tendons réunis du grand
rond et du grand dorsal. Sur cette corde, fendre l'aponévrose
et mettre à nu le grand dorsal. Devant le tendon descend le
paquet vasculo-nerveux de l'aisselle, dans sa gaine. Ouvrir cette
gaine dans la partie externe de la plaie, tout contre le large
tendon du grand dorsal et prendre le *premier nerf*, celui qui

est couché directement sur le tendon. C'est le nerf radial, faci-

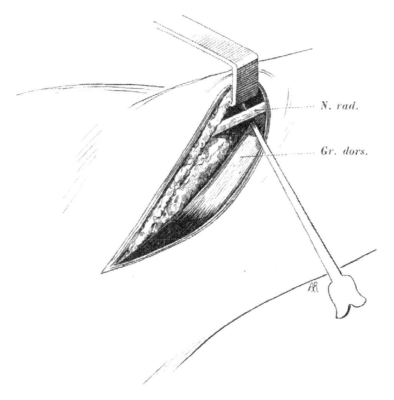

Fig. 104. — Nerf radial dans l'aisselle. On voit en bas le large tendon du grand **dorsal** (*Gr. d.*) se dirigeant vers la coulisse bicipitale ; contre le tendon, le **croisant**, le nerf radial (*N. rad.*) soulevé par une sonde cannelée. Dans l'écarteur **supérieur** se trouve tout le paquet vasculo-nerveux de l'aisselle.

lement reconnaissable à sa direction, en bas et en dehors, **vers** la gouttière de torsion (fig. 104)

2) *Au bras.*

Anatomie. — Ayant perdu contact avec le grand dorsal, le nerf **radial** se dirige en bas et en dehors, perfore la cloison intermusculaire **interne**, croise le long triceps, s'insinue entre lui et les fibres les plus élevées **du** vaste interne et enfin s'applique sur la face postérieure de l'**humérus**, entre les trois chefs du triceps. — Il arrive ainsi au bord externe de l'**hu**mérus, à l'union des deux tiers inférieurs, perfore la cloison intermusculaire externe et descend sur la face antérieure du bras, entre le **biceps** en dedans, le long supinateur en dehors, reposant sur le brachial **antérieur**. — Dans tout ce trajet, l'artère humérale profonde l'accompagne.

1) Dans la gouttière de torsion.

Ligne opératoire. — De la racine de l'épine de l'omoplate

au sommet du V deltoïdien, ligne qui suit le bord postérieur saillant du deltoïde (fig. 105, *a*, *b*).

Opération. — Le malade est couché sur le dos, le bras en abduction et en rotation interne, l'avant-bras en flexion à angle

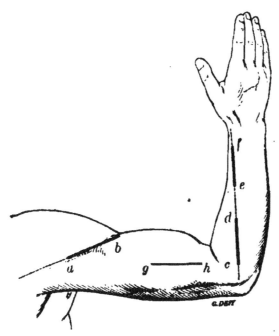

Fig. 105.— (Monod et Vanverts). Lignes d'incision pour la découverte du nerf radial : *a*, *b*, dans la gouttière de torsion : *g*, *h*, au-dessous du milieu du bras ; *c*, *d*, de la branche postérieure ; *e*, *f*, de la branche antérieure au-dessous du milieu de l'avant-bras. (Ces tracés d'incision sont faits sur le membre supérieur droit.)

droit et couché sur l'épigastre. Le chirurgien, placé en dehors, repère et tend le bord postérieur du deltoïde.

Sur la ligne indiquée, faire une incision de 7 à 8 centimètres comprenant la peau et l'aponévrose. Libérer le bord postérieur du deltoïde et le confier à un écarteur qui le récline en avant. Sous le deltoïde, dans la partie externe de la plaie, on aperçoit les fibres du vaste externe, obliques en arrière et en bas ; libérer son bord. Dans la partie inférieure de la plaie descend le long triceps. Dans cet espace ainsi délimité, on voit le nerf radial, accompagné par l'humérale profonde, son artère satellite (fig. 106).

2) **Au tiers inférieur.**

Ligne opératoire. — Sur la face antéro-externe du bras, à sa partie moyenne, mener une ligne verticale qui viendra croiser le pli de flexion du coude à 1 centimètre en dehors de son

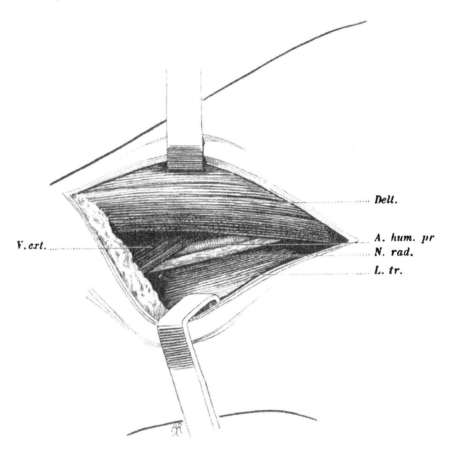

Fig. 106. — Nerf radial dans la gouttière de torsion (partie supérieure). On voit en haut le puissant muscle deltoïde (*Delt.*) ; en bas et en dedans le long triceps (*L. tr.*) ; en haut et en dehors, au-dessous du deltoïde, le vaste externe (*V. ext.*) ; dans la boutonnière musculaire ainsi délimitée, le nerf radial (*N. rad.*) et l'artère humérale profonde (*A. hum. pr.*) (côté gauche).

milieu ; elle est parallèle au bord du long supinateur (fig. 105, *g*, *h*).

Opération. — Le malade est couché sur le dos, au bord de la table, le bras en abduction, l'avant-bras en extension, la main en supination. Le chirurgien se place en dehors du membre.

Suivant la ligne indiquée, faire une incision de 5 à 6 centimètres comprenant la peau et le tissu sous-cutané. Récliner la veine céphalique si on la trouve. Sur le *bord* visible du long

supinateur, sectionner l'aponévrose, libérer le muscle, le récliner en dehors et le confier à un écarteur. Sur la face interne,

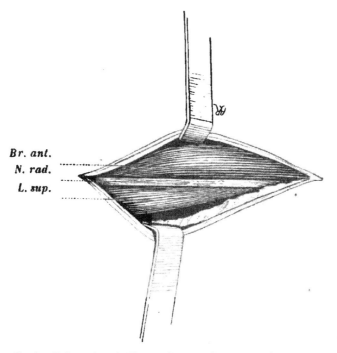

Br. ant.
N. rad.
L. sup.

Fig. 107. — Nerf radial au tiers inférieur du bras. On voit, en dehors, le muscle long
supinateur (*L. sup.*), s'élargissant à mesure qu'il descend ; au dedans le muscle
brachial antérieur (*Br. ant.*) se rétrécissant à mesure qu'il descend. Entre les
deux, ou plutôt reposant sur le second, le nerf radial (*N. rad.*).

reposant sur le brachial antérieur, on trouvera le nerf radial
(fig. 107).

3) *A l'avant-bras.*

Anatomie. — Au-dessus ou au niveau de l'interligne articulaire du
coude, le nerf radial se divise en ses deux branches terminales.

La **branche antérieure**, sensitive, descend sur la face antérieure de
l'avant-bras, contre la masse charnue du long supinateur en dehors, et reposant, de haut en bas, sur le court supinateur, le rond pronateur, le chef
externe du fléchisseur superficiel. Le long supinateur est son muscle satellite ; par son bord interne il recouvre et cache le nerf, accompagné des
vaisseaux radiaux, plus internes ; au tiers inférieur de l'avant-bras, le nerf
quitte les vaisseaux, se dirige en bas, en dehors et en arrière, croise le
radius en passant sous ou sur le tendon du long supinateur et va s'épuiser
sur la face *dorsale* du poignet et de la main.

La **branche postérieure** musculaire, dès son origine, s'enfonce dans
la profondeur, sous le *court supinateur*, cravate le col du radius, perfore

le court supinateur près de son bord inférieur pour cheminer sur la partie inférieure de la face superficielle du muscle et descendre à la face postérieure de l'avant-bras, entre les muscles superficiels et profonds.

Branche antérieure.

1) Au tiers supérieur.

Ligne opératoire. — Du pli de flexion du coude, à 1 centimètre en dehors de son milieu, à l'apophyse styloïde du radius (fig. 103, *o, p*).

Opération. — Le malade est couché sur le dos, près du bord

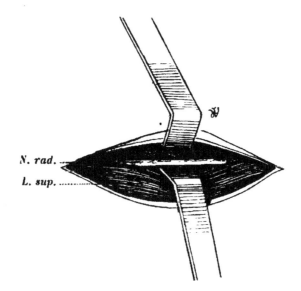

N. rad.

L. sup.

Fig. 108. — Nerf radial (br. ant.) au tiers supérieur de l'avant-bras. L'écarteur soulève et écarte légèrement le muscle long supinateur (*L. sup.*) et découvre la branche antérieure du nerf radial (*N. rad.*).

de la table, le bras en abduction, l'avant-bras en extension, la main en supination. Le chirurgien se place en dehors.

Suivant la ligne indiquée, faire une incision de 5 centimètres comprenant la peau et le tissu cellulaire sous-cutané. Sur le muscle long supinateur visible, inciser l'aponévrose, libérer le bord interne du muscle et le confier à un écarteur qui le récline en dehors. Inciser le feuillet profond de la gaine du muscle et reconnaître le nerf radial. Plus en dedans sont les vaisseaux radiaux (fig. 108).

2) Au tiers inférieur.

Ligne opératoire. — Sommet de l'épicondyle au sommet de l'apophyse styloïde radiale (fig. 105, *e*, *f*).

Opération. — Le malade est couché sur le dos, près du bord de la table; le bras en abduction, l'avant-bras en flexion à angle droit, la main en position intermédiaire à la pronation et à la supination. L'opérateur se place en dehors.

Suivant la ligne indiquée, faire une incision de 4 à 5 centi-

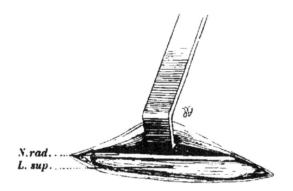

Fig. 109. — Nerf radial (br. ant.) au tiers inférieur de l'avant-bras. On voit le tendon du long supinateur et, accolée à son bord antérieur (¹), la branche nerveuse (*N. rad.*).

mètres, comprenant la peau, le tissu sous-cutané et l'aponévrose. Reconnaître le tendon du long supinateur. On trouvera le nerf sur son bord externe ou interne, suivant qu'il a déjà ou qu'il n'a pas encore croisé ce tendon (fig. 52).

Branche postérieure.

Ligne opératoire. — Du sommet de l'épicondyle au sommet de l'apophyse styloïde radiale (fig. 105, *c*, *d*).

Opération. — Le malade et l'opérateur ont la même attitude que précédemment. Suivant la ligne indiquée, faire une incision de 5 à 6 centimètres, dont l'extrémité supérieure corresponde au bord inférieur de la cupule radiale, et comprenant la peau et le tissu sous-cutané. Mettre bien à nu l'aponévrose et

(1) La branche nerveuse n'a pas encore croisé le long supinateur. Sur 5 sujets, nous avons trouvé la même disposition.

l'examiner pour y constater une *partie postérieure, blanche, épaisse*, uniquement *aponevrotique*, correspondant à l'extenseur commun, et une partie *antérieure mince*, transparente, laissant voir le muscle premier radial. Une sonde cannelée déterminera une gouttière entre les deux zones. A la partie inférieure de la

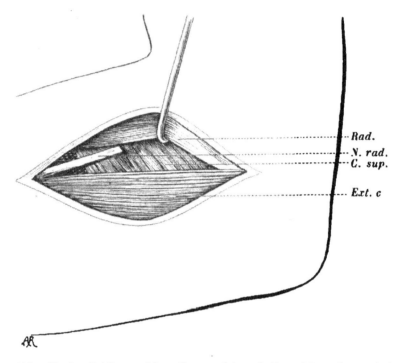

Fig. 110. — Nerf radial (br. post.) au tiers supérieur de l'avant-bras. Le crochet soulève et écarte le muscle premier radial (*Rad.*), tendineux à son origine; en bas se voient les fibres charnues du muscle extenseur commun des doigts (*Ext. c.*). Entre les deux le muscle court supinateur (*C. sup.*), dont émerge le nerf (*N. rad.*).

plaie, inciser la gouttière et reconnaître, à ce niveau, le plan de clivage entre l'extenseur commun en arrière et le premier radial en avant. Les écarter avec le bistouri dans toute l'étendue de la plaie, et reconnaître le court supinateur, dont émerge le nerf radial (fig. 110).

V. NERF CIRCONFLEXE

Anatomie. — Placé dans le creux axillaire derrière le paquet vasculo-nerveux, il se porte en dehors et en bas vers le bord axillaire de l'omoplate, croie le tendon de la longue portion du triceps et, avec les vaisseaux circonflexes, contourne le col chirurgical de l'humérus en passant dans le quadrilatère de Velpeau, délimité en haut par le bord inférieur du petit rond, en bas par le bord supérieur du grand rond, en dedans par le long triceps, en dehors par le col de l'humérus.

Ligne opératoire. — De la racine de l'épine de l'omoplate au V deltoïdien (fig. 111).

Opération. — Le malade est couché sur le côté sain ; le bras en légère rotation interne est placé devant le tronc, découvrant

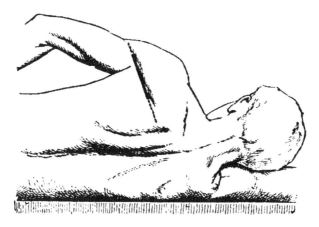

Fig. 111. — (Monod et Vanverts). Ligne d'incision pour la découverte du nerf circonflexe.

bien la face postérieure de l'épaule. Suivant la ligne indiquée, faire une incision de 7 à 8 centimètres, commençant ou finissant à la hauteur de l'angle de l'acromion, mais en restant à 5 ou 4 centimètres de lui, et comprenant la peau, le tissu sous-cutané et l'aponévrose. Reconnaître, libérer le bord postérieur du deltoïde et le confier à un écarteur qui le tire en avant ; dans la partie interne de la plaie on trouvera le muscle petit rond, doublant le bord externe de l'omoplate ; à la partie inférieure, postérieure, le tendon du long triceps et à la partie externe le bord supérieur du grand rond. Dans l'espace délimité par ces

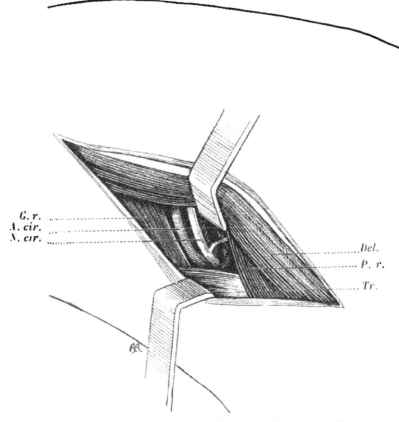

Fig. 112. — Nerf circonflexe dans l'aisselle. En haut l'écarteur soulève le puissant muscle deltoïde (*Del.*). En bas et à gauche descend le tendon du long triceps (*Tr.*). Dans l'angle de ces deux muscles apparaissent quelques fibres du petit rond (*P. r.*). Enfin, à droite, et parallèlement au petit rond, le muscle grand rond (*G. r*) ferme le 4ᵉ côté du quadrilatère que traversent l'artère circonflexe (*A. cir.*) et le nerf circonflexe (*N. cir.*) donnant un filet au petit rond.

muscles, on reconnaitra le nerf circonflexe et les vaisseaux circonflexes postérieurs (fig. 112).

VI. NERF MUSCULO-CUTANÉ

1) *Dans l'aisselle* (V. Plexus brachial).

2) *Au bras.*

Anatomie. — Quittant l'aisselle, le musculo-cutané se dirige en bas et en dehors, perfore le muscle coraco-brachial et traverse ce muscle, s'y creusant un canal de 2 à 3 centimètres de long. Après ce trajet il repara en dehors du coraco-brachial et descend alors sur la face antérieure du bras, reposant sur le brachial antérieur, en dehors du biceps, plus bas entre le biceps en dedans et le long supinateur en dehors. Un peu au-dessus du pli du coude, il perfore l'aponévrose et devient sous-cutané.

1) A la partie moyenne du bras.

Ligne opératoire. — La même que celle du médian.

Opération. — Le malade est couché sur le dos, au bord de la table, le membre supérieur en abduction et en extension, la

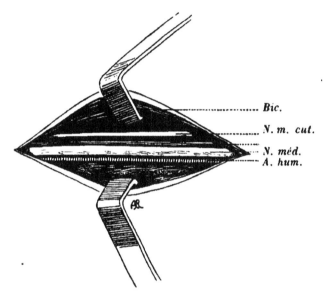

Fig. 113. — Nerf musculo-cutané au tiers moyen du bras. Le muscle biceps (*Bic.*) étant justement écarté, on voit immédiatement au dedans de lui, le nerf musculo-cutané (*N. m. cut.*) et plus en dedans le paquet vasculo-nerveux du bras (Artère et veines humérales et nerf médian).

main en supination. Sur le bord sensible du biceps, faire une incision de 5 centimètres comprenant la peau, le tissu sous-cutané et l'aponévrose; libérer le biceps et le confier à un écarteur qui le récline fortement; reconnaître le paquet vasculo-nerveux (médian et artère humérale) qu'on dépasse, pour voir plus en dehors le nerf musculo-cutané (fig. 113).

2) Au tiers inférieur.

Ligne opératoire. — C'est une ligne verticale sur la face antéro-externe du bras, croisant le pli de flexion du coude à un centimètre en dehors de son milieu: l'opérateur se place en dehors.

Opération. — Le malade est couché comme précédemment. Suivant la ligne indiquée, faire une incision de cinq centimètres dont l'extrémité inférieure corresponde au pli de flexion du

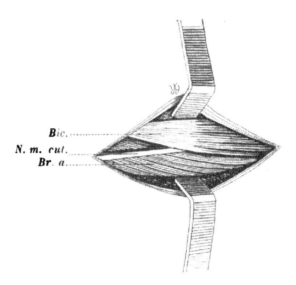

Fig. 114. — Nerf musculo-cutané au tiers inférieur du bras. On reconnaît en haut le tendon inférieur du biceps (*Bic.*). En dedans le muscle brachial antérieur sur lequel repose le nerf musculo-cutané (*N. m. cut.*) qui vient de passer sous la face profonde du biceps.

coude, et comprenant la peau, le tissu sous-cutané et l'aponévrose. Reconnaître en dedans le muscle biceps et le confier à un écarteur. En dehors de lui on trouvera le nerf musculocutané, reposant sur le brachial antérieur (fig. 114).

VII. NERFS COLLATÉRAUX DES DOIGTS

Ligne opératoire. — Bord externe ou interne du doigt prolongé sur la paume (fig. 115).

Opération. — La main est en supination, le doigt en extension. Suivant la ligne indiquée, faire une incision de 3 centi-

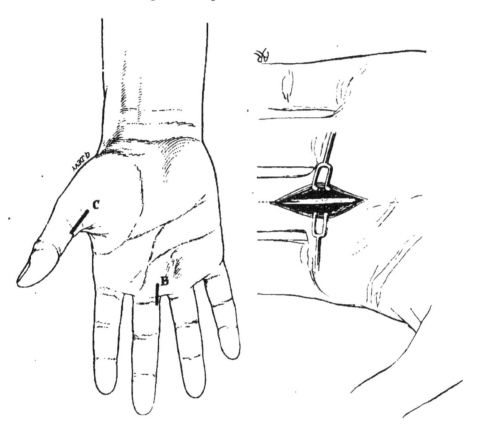

Fig. 115. — (Monod et Vanverts). Lignes d'incision pour la découverte d'une branche collatérale palmaire des doigts, B ; des branches collatérales palmaires du pouce, C.

Fig. 116. — Nerf collatéral d'un doigt (médius).

mètres dont le milieu corresponde au pli digito-palmaire, et comprenant la peau et le tissu adipeux, sectionner prudemment l'arcade fibreuse interdigitale, au-dessous de laquelle émerge le filet nerveux (fig. 116).

VIII. NERFS COLLATÉRAUX DU POUCE

Ligne opératoire. — Bord interne du pouce prolongé sur la paume (fig. 115).

Opération. — La main en supination, le pouce en extension et en abduction. Suivant la ligne indiquée, faire une incision

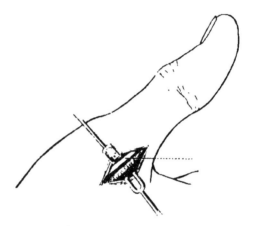

Fig. 117. — Nerf collatéral du pouce.

de 5 centimètres dont l'extrémité inférieure corresponde à la racine du pouce, et comprenant la peau, le tissu adipeux et la lamelle aponévrotique, expansion de l'aponévrose palmaire. On aura sous les yeux les nerfs collatéraux du pouce (fig. 117).

GAINES SYNOVIALES

OUVERTURE DES GAINES SYNOVIALES DE LA MAIN

Anatomie. — Ces gaines sont au nombre de deux : la gaine cubitale, interne, commune aux tendons fléchisseurs des quatre derniers doigts; la gaine radiale, externe, propre au tendon fléchisseur du pouce. Les deux se terminent en haut, au-dessus du ligam nt annulaire carpien antérieur, en cul-de-sac; les deux communiquent souvent, presque toujours chez l'adulte, l'interne avec la gaine digitale du petit doigt, l'externe avec la gaine digitale du pouce; enfin les deux communiquent souvent, très fréquemment chez l'adulte, l'une avec l'autre, dans le creux de la main.

Il résulte de ces notions anatomiques qu'un phlegmon des gaines synoviales occupe les deux gaines, généralement, et communique avec les gaines digitales des deux doigts extrêmes (pouce et petit doigt), d'où la nécessité de les ouvrir toutes les deux.

I. INCISION DE LA GAINE EXTERNE RADIALE

a) *A l'avant-bras*. — Déterminer la gouttière du pouls et sentir *le tendon* saillant et fort du *grand palmaire. Sur le relief visible et tangible* du tendon, à un bon centimètre en dedans de la ligne d'incision de *l'artère radiale*, qui occupe l'axe de la gouttière du pouls, inciser successivement les téguments et l'aponévrose antibrachiale, sur une longueur d'environ 4 centimètres, l'incision s'arrêtant ou commençant au pli du poignet (fig. 118).

Immédiatement sous l'aponévrose, reconnaître et ponctionner le cul-de-sac supérieur de la gaine, qui se présente sous forme d'une membrane blanchâtre.

b) *A la paume de la main*. — Faire une incision qui *suit exactement la commissure du pouce et de l'index* (¹), comprenant

---

(1) Certains auteurs font une incision sur l'éminence thénar; ce procédé oblige, pour arriver à la gaine du fléchisseur, de traverser les muscles de l'éminence thénar et de couper la radio-palmaire.

les téguments. Une sonde cannelée est introduite dans cette boutonnière, cheminant au-devant des fibres transversales de l'adducteur du pouce qu'un écarteur découvre, et se dirigeant

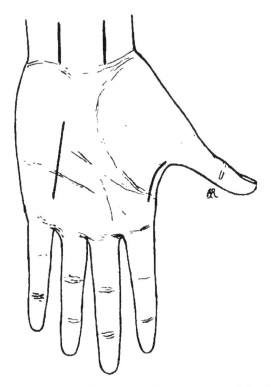

Fig. 118. — Lignes d'incision pour l'ouverture des gaines synoviales de la paume de la main.

vers le premier métacarpien, pour monter parallèlement à cet os, dans la direction de l'incision supérieure ; on pénètre de cette façon, facilement, dans la gaine radiale.

II. INCISION DE LA GAINE INTERNE CUBITALE

a) *A l'avant-bras*. — Faire une incision parallèle à celle de l'ouverture de la gaine radiale, de même longueur, à environ un centimètre en dedans de l'axe vertical de l'avant-bras, bien en dehors donc du tendon du cubital antérieur et par conséquent du paquet vasculo-nerveux cubital. Sectionner successivement les téguments, l'aponévrose superficielle, l'aponévrose profonde. Au-dessous, reconnaître et ouvrir le cul-de-sac supérieur de la gaine.

b) *A la paume de la main*. — L'incision prolongera l'axe de la commissure des deux derniers doigts, commençant ou finissant à un centimètre au-dessus de cette commissure, se

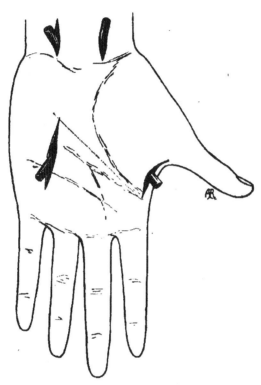

Fig. 119. — Ouverture des gaines synoviales. Un petit drain pénètre dans le cul-de-sac supérieur et dans l'incision inférieure des deux gaines.

dirigeant un peu obliquement en haut pour s'arrêter (limite supérieure) à la bissectrice de l'angle que forment le pli d'opposition du pouce et le pli de flexion des deux premiers doigts (on évitera ainsi la blessure de l'*arcade palmaire* superficielle, qui suit cette bissectrice); sectionner les téguments et l'aponévrose palmaire ; voir les tendons fléchisseurs et sur eux ouvrir la gaine cubitale.

Mettre dans *chaque incision* un petit drain. Se garder surtout de la tentation qui consiste à vouloir mettre *deux drains traversant le canal carpien*, car dans ce canal il n'y a pas place pour un drain (fig. 119).

CHIRURGIE DES OS ET DES ARTICULATIONS

I. ARTHROTOMIES

Une arthrotomie se fait dans **deux circonstances bien diffé-rentes** : 1° il s'agit d'une **arthrite suppurée**; il faut, au plus tôt, inciser la capsule et la synoviale, pour donner issue au pus.

2° Il s'agit d'une affection **chronique**, le plus souvent une luxation irréductible ou ancienne ; on fait alors une arthrotomie pour essayer de remettre les surfaces articulaires en place.

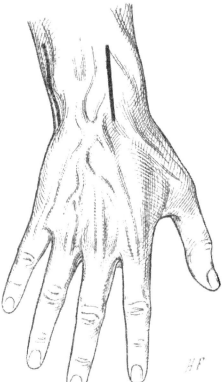

Fig. 120. — Arthrotomie du poignet. Incision dorsale externe et incision interne.

Des manœuvres variées, pouvant aller jusqu'à la résection des extrémités osseuses, peuvent rendre l'acte opératoire plus ou moins compliqué. Nous étudierons donc successivement :

1° Les arthrotomies d'urgence ;

2° Les arthrotomies pour luxations (irréductibles ou anciennes).

A. ARTHROTOMIES D'URGENCE

I. *Arthrotomie du poignet.*

Opération. — Deux incisions seront faites pour l'arthrotomie d'urgence du poignet : l'une dorsale, sur la moitié externe de la face dorsale du poignet, l'autre interne, sur le bord interne du poignet.

L'opérateur explore donc la face dorsale du poignet et repère les tendons qui se rendent, d'une part au pouce (long extenseur du pouce), d'autre part aux autres doigts (extenseur commun des doigts). Ces tendons sont faciles à sentir, surtout à la partie inférieure du poignet où ils s'écartent pour aller à leurs doigts respectifs. C'est entre *le tendon long extenseur du pouce*, et *les tendons extenseurs de l'index*, que sera faite une incision longitudinale de 6 à 8 centimètres. Cette incision, *dorsale externe* ouvrira l'article progressivement, à ce niveau, ménageant l'artère radiale, appliquée sur le squelette (fig. 120).

Se portant ensuite vers *le bord interne* du poignet, on cherche le relief bien tangible du *tendon cubital anterieur* ; c'est *en arrière* de ce tendon, entre lui et celui du cubital postérieur, que sera faite la deuxième incision, qui est franchement *interne*. Le pus est évacué et chaque incision reçoit un gros drain.

II. *Arthrotomie du coude*.

Opération. — Deux incisions sont encore nécessaires, toutes

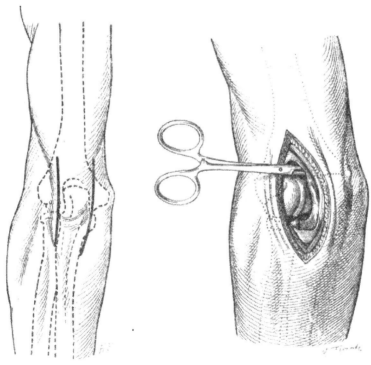

Fig. 121. Fig. 122.

deux dorsales, sur les côtés de l'olécrane où fera saillie la synoviale distendue (fig. 121).

Explorer donc les saillies osseuses du coude, sur la face postérieure, sentir le relief bien net de l'olécrane.

Faire sur le côté externe de l'olécrane une incision verticale
de 5 à 6 centimètres, profonde jusqu'à l'os, ouvrant, par conséquent, la synoviale (fig. 122).

Introduire une sonde cannelée dans la partie supérieure de

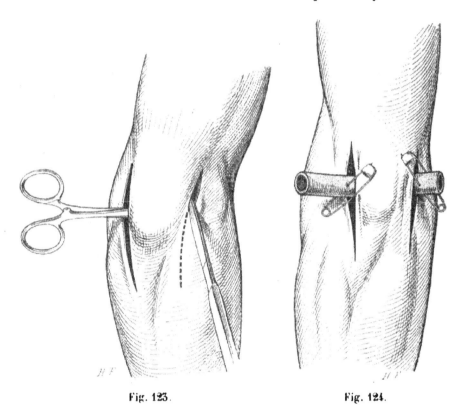

Fig. 123.   Fig. 124.

l'incision, la diriger horizontalement en dedans au-dessus de
l'olécrane et la.faire saillir à la partie interne de la jointure au
niveau du cul-de-sac interne de la synoviale (fig. 123), faire à
ce niveau l'incision interne sur la saillie de la sonde cannelée,
incision prudente pour épargner le nerf cubital logé là dans la
gouttière épitrochléo-olécranienne. Une pince allant d'une incision à l'autre permet de faire passer un drain dans la cavité articulaire (fig. 124).

III. — *Arthrotomie de l'épaule.*

Opération. — L'articulation sera ouverte en avant au niveau de la coulisse bicipitale.

Explorer donc le moignon de l'épaule, repérer en haut l'acro-

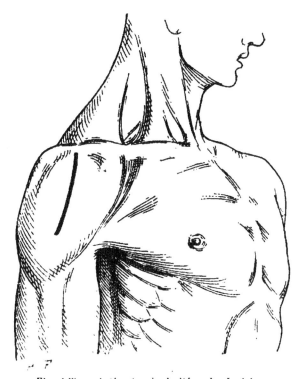

Fig. 125. — Arthrotomie de l'épaule. Incision.

mion en dehors, la coracoïde en dedans. Mener une incision de 8 à 10 centimètres, commençant en haut dans le creux dépressible que limitent les deux saillies osseuses et se dirigeant en bas légèrement en dehors suivant les fibres du deltoïde (fig. 125).

Repassant dans l'incision, on traverse ce muscle dans toute son épaisseur. Cherchez alors en imprimant au bras des mouvements de rotation la coulisse bicipitale ; là se trouve le cul-de-sac de la synoviale qui accompagne le tendon du biceps. On l'ouvre et on introduit une sonde cannelée de bas en haut le long de la coulisse jusque dans la cavité articulaire ; c'est sur la sonde cannelée qu'on incise la synoviale en ayant bien soin d'épargner le tendon. Aussi la sonde cannelée étant placée, on

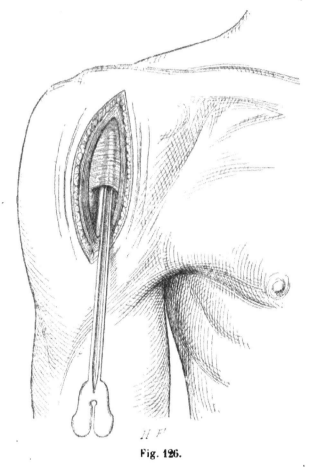

Fig. 126.

regarde et on palpe pour s'assurer que le tendon n'est pas
chargé (fig. 126).

B. ARTHROTOMIES POUR LUXATIONS (IRRÉDUCTIBLES OU ANCIENNES)

I. *Arthrotomie de l'articulation métacarpo-phalangienne du pouce.*

Opération. — Explorer l'articulation métacarpo-phalangienne; sentir : l'extrémité postérieure, saillante en arrière, de
la première phalange ; au-dessus d'elle, sur la face dorsale du
premier métacarpien, le tendon extenseur.

Après avoir imprimé au pouce le plus de mouvements possible pour détruire les adhérences, s'il en existe, faire sur le *dos du métacarpien*, le long du tendon extenseur, une incision de 3 à 4 centimètres, qui empiétera un peu, en bas, sur la face dorsale de la première phalange. Repassant dans l'incision, on ouvre franchement le foyer de la luxation. On peut voir alors sur le dos du métacarpien (fig. 127) tout d'abord l'extrémité articulaire de la phalange, montrant sa surface cartilagineuse ; plus haut, la sangle glénoïdienne, cravatant la nuque du métacarpien, avec ses deux os sésamoïdes ; enfin, la boutonnière qu'a traversée la tête métacarpienne, boutonnière formée en dehors par le tendon long fléchisseur du pouce, en dedans par l'extrémité sésamoïdienne de l'adducteur.

Avec un bistouri solide, à pointe rabattue, on fera, suivant la ligne noire marquée sur la figure 124, une incision profonde, jusqu'à l'os, passant entre le tendon fléchisseur en dehors et l'os sésamoïdien interne en dedans, l'incision commençant, en avant, horizontale, entre le sésamoïde et la pha-

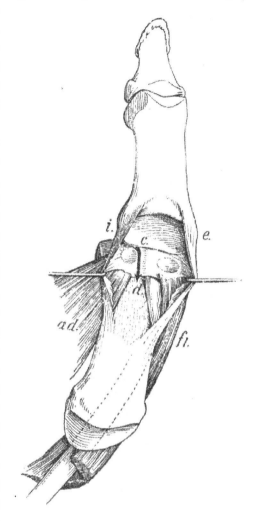

Fig. 127. — Vue dorsale du foyer disséqué d'une luxation du pouce gauche en arrière complexe variété externe : *ad*, muscle adducteur ou sésamoïdien interne ; *fl*, muscle court fléchisseur ou sésamoïdien externe ; *i*, tubercule phalangien interne sous lequel paraît la tête du métacarpien ; *e*, tubercule phalangien externe débordant cette tête que le tendon long fléchisseur étrangle de ce côté ; *c*, glène de la phalange ; *d*, dos du métacarpien ; de *c* en *d*, incision à faire pour trancher le ligament glénoïdien (Farabeuf.)

lange. La section complète de cette jugulaire fibreuse permettra la réduction du déplacement.

II. *Arthrotomie de l'articulation métacarpophalangienne des autres doigts.*

Opération. — Elle ressemble en tous points à la précédente. Sur la face dorsale du métacarpien, le long et en dehors du tendon extenseur, faire une incision de 3 à 4 centimètres, empiétant un peu sur la phalange. Ouvrir le foyer de la luxation. Voir, au-dessus de l'extrémité phalangienne, cravatant la nuque métacarpienne, la jugulaire glénoïdienne. Inciser à fond ce ligament, suivant le trait noir indiqué sur la figure 128.

M. Jalaguier a fait cette opération au ténotome; il nous semble qu'à l'heure actuelle il n'y a plus d'hésitation et qu'il faut opérer à ciel ouvert.

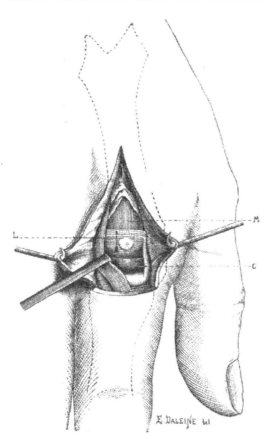

Fig. 128. — Foyer d'une luxation complexe de l'index droit. Vue postérieure. *G*, cavité glénoïde de la phalange luxée. — *L*, ligament glénoïdien avec l'os sésamoïde contenu dans son épaisseur. — *M*, dos du métacarpien (Jalaguier).

III. *Arthrotomie du coude.*

Cette arthrotomie se fera de préférence par deux incisions latérales.

Opération. — Explorer donc le coude, les saillies osseuses humérales et cubitoradiales.

Sur les bords *tangibles* de l'humérus, mener deux incisions longitudinales, allant en dedans vers l'épitrochlée, en dehors vers l'épicondyle, et empiétant un peu, de chaque côté, sur les os de l'avant-bras ; aller avec précaution dans cette extrémité inférieure des incisions, pour ménager, en dehors, la branche posté-rieure du radial et ce qui reste du liga-ment annulaire, et en dedans le nerf cubi-tal (fig. 129).

Des écarteurs découvrent les surfaces osseuses en réclinant, avec la *lèvre ante-rieure* de l'incision, en dedans, tous les muscles épitrochléens, sauf le cubital an-térieur avec le nerf cubital, en dehors tous les muscles épicondyliens, sauf l'an-coné.

On peut ainsi explorer l'article sur ses différentes faces, voir ce qui s'oppose à la réduction, faire les manœuvres et les sec-tions ligamenteuses ou musculaires néces-saires.

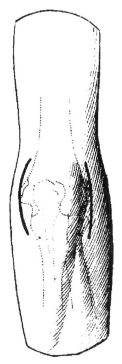

Fig. 129. — Incisions latérales pour l'ar-throtomie du coude.

Cette arthrotomie n'est souvent que le premier temps d'une résection, soit semi-articulaire, n'en-levant que le rouleau huméral, soit complète. Cette résection pourra être achevée avec les deux incisions latérales (V. Résection du coude ankylosé).

IV. *Arthrotomie de l'épaule*.

Le malade est couché sur le côté sain ; l'opérateur se place en face du dos du malade.

Incision. — Elle commence au niveau de l'articulation acromio-claviculaire, sur le bord antérieur de l'interligne ; le bistouri traverse cet interligne d'avant en arrière ; puis, conti-nuant son trajet, il longe *le bord supérieur* de l'acromion, à peu près jusqu'au point où il se continue avec l'épine de l'omo-plate ; là l'incision se coude brusquement à angle droit, croise le dos de l'épine pour descendre en bas et en dehors, vers la racine du membre supérieur, parallèlement aux fibres du deltoïde, se terminant à deux bons travers de doigt de la fente qui sépare la racine du bras du thorax (fig. 130).

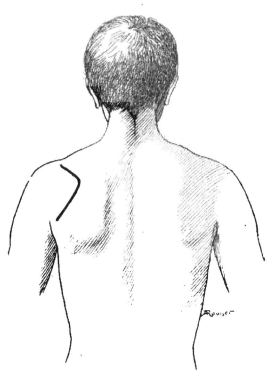

Fig. 130. — Arthrotomie de l'épaule gauche.
Tracé de l'incision.

Repassant dans ces deux branches de l'incision, le bistouri libère complètement *le bord supérieur* de l'acromion, entrant à fond dans l'interligne acromio-claviculaire, qui est complètement ouvert, et plus loin, séparant de l'épine les insertions correspondantes du trapèze : dans la branche verticale, après avoir sectionné l'aponévrose superficielle, on libère le bord postérieur du muscle deltoïde, dont la partie la plus interne et la plus élevée est sectionnée sur une longueur de 2 à 3 centimètres (fig. 131).

Libération de l'acromion. — Passant l'index *sous le muscle deltoïde*, on chemine facilement entre ce dernier et le muscle sous-épineux, jusqu'au bord externe, concave, de l'épine de l'omoplate ; en passant, de même, son index *sous le trapèze*, on chemine, en haut cette fois, jusqu'au bord externe de l'épine. Ainsi se trouve isolé sur ses deux faces le segment de l'épine où va porter la section osseuse, destinée à abattre l'acromion.

Section de l'acromion. — Un ciseau un peu large fera cette section. Placé sur le bord supérieur de l'épine de l'omoplate, on dirige son tranchant obliquement en dehors, vers le bord externe, concave de l'épine, et un peu au-dessus du point où ce bord nait du scapulum. Au besoin, un protecteur, placé sous ce bord, indique la direction à donner au trait de section (fig. 132). Cette section est donc oblique, correspond superfi-

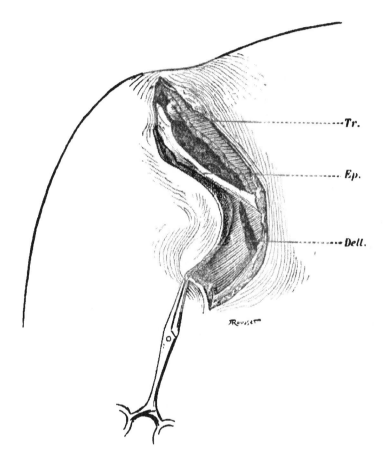

Fig. 131. — Arthrotomie de l'épaule. Le trapèze est désinséré du bord supérieur de l'épine de l'omoplate. Le deltoïde est en partie sectionné dans la partie interne de la plaie.

ciellement au point où l'épine se continue avec l'acromion et profondément au point précédemment indiqué. Il faut ménager, dans cette manœuvre, les vaisseaux et nerfs scapulaires supérieurs, qui, en passant de la fosse sus-épineuse dans la fosse sous-épineuse, contournent le bord concave de l'épine, protégés d'ailleurs par une puissante bandelette fibreuse.

Abaissement du lambeau musculo-osseux. — La section osseuse étant faite, saisir le fragment externe, l'acromion, le soulever et le rabattre en dehors; plus rien ne tient ce lam-

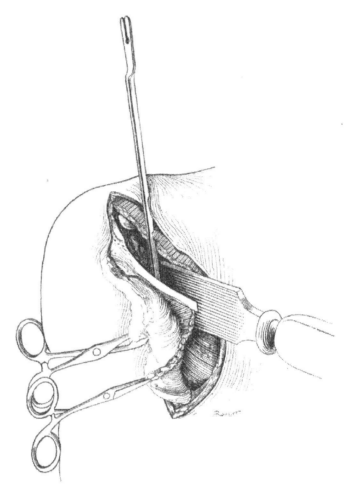

Fig. 132. — Arthrotomie de l'épaule. L'épine de l'omoplate est libérée sur ses deux faces. Une sonde cannelée passe sous son bord externe, vertical, marquant la direction que prendra le ciseau pour abattre l'épine. Dans la partie toute supérieure de la plaie se voient les surfaces cartilagineuses de l'articulation acromio-claviculaire, ouverte.

beau, si la désarticulation acromio-claviculaire a été suffisante. Ce soulèvement du lambeau, comprenant l'acromion et le deltoïde qui s'y insère, met à nu l'articulation scapulo-humérale avec les muscles scapulaires qui se fixent aux tubérosités de l'humérus (fig. 133).

Après l'intervention, le lambeau est remis en place; les deux fragments osseux sont suturés avec un fil d'argent. Il est bon

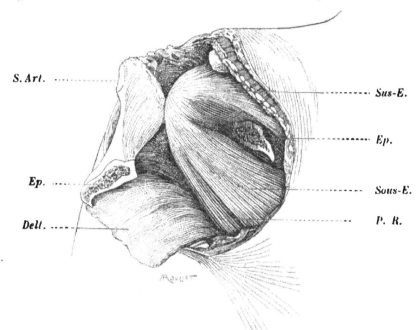

S. Art.

Ep.

Dell.

Sus-E.

Ep.

Sous-E.

P. R.

Fig. 133. — Résection de l'épaule. L'épine est sectionnée (*Ep.*) et rabattue en dehors, avec le deltoïde (*Delt.*), mettant à nu la tête humérale et les muscles qui la couvrent : le sus-épineux (*Sus–ép.*), le sous-épineux (*Sous-ép.*) et le petit rond (*P. r.*).

même de pratiquer les deux orifices que doit traverser ce fil, avant de faire la section osseuse.

II. RÉSECTIONS, EXTIRPATIONS OSSEUSES, AMPUTATIONS

I. *Extirpation de la phalange unguéale*.

Sur le vivant, ce n'est pour ainsi dire jamais une résection véritable ; toute l'opération se borne à l'extraction d'un séquestre. Aussi, nous plaçant à un point de vue purement pratique, donnerons-nous un procédé simple et rapide(1). C'est au pouce que se fera surtout cette opération.

La main gauche de l'opérateur saisit le pouce du malade, vigoureusement, les quatre derniers doigts en dessus, le pouce en dessous, laissant libre toute la dernière phalange (fig. 134). Un bistouri tenu de la main droite, le tranchant tourné en avant, vers l'extrémité du doigt malade, pénètre un peu au-

(1) Nous l'avons appris dans le service de notre maître, M. Quénu, à qui il appartient.

dessous de l'interligne phalango-phalangien, dans la face latérale du pouce,
transfixe ce der-
nier, passant au-
dessous de la pha-
langette, pour sor-
tir du côté oppo-
sé (fig. 154).

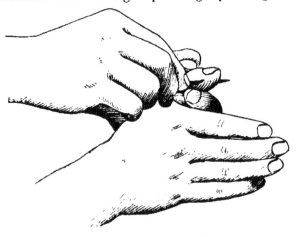

Alors par un
mouvement de
scie, l'instru-
ment, rasant l'os,
chemine jusqu'au
bout de la pha-
lange. Ceci fait,
on saisit succes-
sivement, avec
une pince à dissé-

Fig. 154. — Extirpation de la dernière phalange du pouce.
Le bistouri a pénétré par transfixion, le tranchant
tourné vers l'extrémité digitale, dans la base de la pulpe
du pouce, ce dernier étant immobilisé par le pouce et
l'index gauches de l'opérateur. La phalange unguéale
restera dans le lambeau dorsal.

quer, chacun des lambeaux ainsi formés et on les dissèque, en
ayant bien soin de raser l'os, surtout pour le lambeau dorsal,

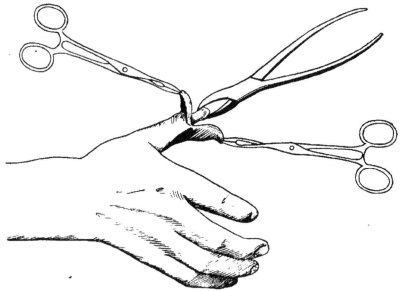

Fig. 155. — Le bistouri étant sorti, on obtient deux vulves que maintiennent des
pinces, tandis qu'un davier saisit la phalange pour l'extraire.

afin de ne pas endommager la matrice de l'ongle. Enfin, confiant
chacun des petits lambeaux à une pince de Kocher, rien ne

sera plus simple que d'extirper avec une pince ou un petit davier la phalange unguéale (fig. 135).

S'il s'agissait d'extirper une phalangette non encore nécrosée, la transfixion ne serait pas indiquée ; il faudrait, en effet, ménager avec soin les attaches tendineuses et tout l'état fibreux de la région et seule une dissection minutieuse des deux lambeaux, après une incision en U, pourrait dépouiller l'os de tous les tissus qui l'enveloppent et qu'il faut garder.

II. *Extirpation du métacarpien du pouce* [1].

Incision. — Elle se fait sur le *bord externe*, tangible et superficiel de l'os (fig. 136).

L'opérateur, placé au bout du membre, explore le métacarpien à extirper, repère le bord externe, l'articulation métacarpo-phalangienne, et l'interligne métacarpo-trapézien.

Avec un bistouri, le long et près du bord marqué, faire une incision de la peau, empiétant en haut

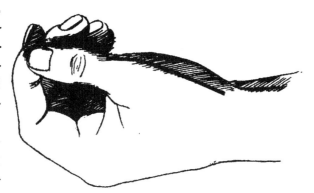

Fig 136. — Résection du premier métacarpien du pouce gauche. Tracé de l'incision.

et en bas, sur l'os voisin. La branche nerveuse superficielle du radial est écartée en dehors et, avec le bistouri à résection, repassant dans l'incision on divise le périoste et les deux capsules articulaires.

Dénudation de la face dorsale de l'os. — La main gauche de l'opérateur saisit le pouce du malade qu'il place dans le creux de sa main, tandis que ses doigts vont immobiliser le métacarpien, les quatre derniers, par leur face palmaire soutenant l'éminence thénar, le pouce appuyant sur le côté opposé (V. fig. 157).

De la main droite saisissant la rugine courbe, on place son tranchant dans l'incision du périoste ; puis la ramenant vers soi, raclant la face dorsale du métacarpien, progressivement, dans toute sa hauteur, on met à nu cette face et le *bord interne* de l'os, corps et extrémités (fig. 157).

(1) Nous extirpons le métacarpien gauche.

Dénudation de la face palmaire. — La main étant retour-

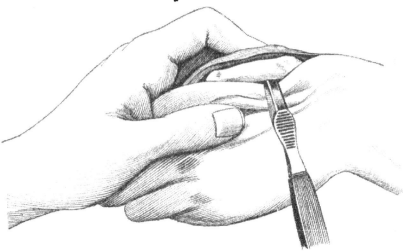

Fig. 157. — Extirpation du premier métacarpien *gauche*. La main gauche de l'opérateur immobilise l'éminence thénar, en prenant le pouce dans le creux de la
main, en mettant la pulpe des doigts sur la face palmaire de l'éminence thénar,
et le pouce sur la face dorsale. La rugine a dénudé la face dorsale du métacarpien, du bord radial au bord cubital.

née pour présenter sa face palmaire, la main gauche formant

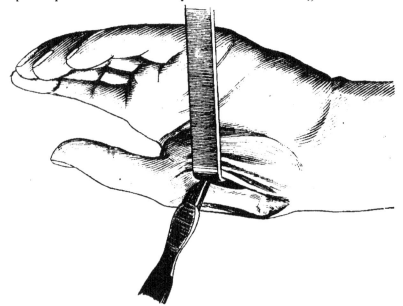

Fig. 158. — Résection du premier métacarpien gauche. La main du malade est
retournée, exposant sa face palmaire. La rugine, continuant son travail, a dépériosté toute la face palmaire, jusqu'au bord interne. Il ne reste plus qu'à dénuder
ce bord.

toujours appui au métacarpien, la rugine est replacée au point
initial, dans l'incision du périoste. Raclant l'os en sens inverse,

en poussant, on dépouille successivement le bord externe, puis la face palmaire du métacarpien, corps et extrémités (fig. 138), jusqu'au bord interne ; un aide facilite la besogne en écartant les chairs internes. Seul le bord interne de l'os reste adhérent.

Extirpation. — L'opérateur se place en dedans du membre. Un aide, de sa main gauche, saisit le pouce et le porte en dedans, vers la paume, tandis que de sa main droite, avec un écarteur, il récline toutes les chairs en dedans.

Avec un davier on saisit le col du métacarpien et on tire,

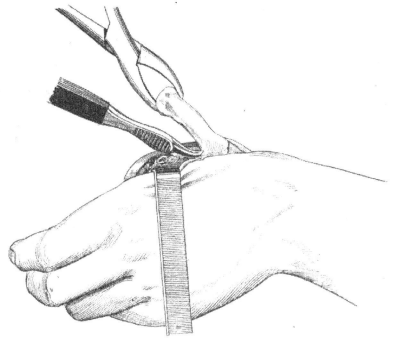

Fig. 139. — Résection du premier métacarpien gauche. La main est remise dans sa position première. Le davier saisit la tête du métacarpien et, tandis qu'il l'énu-clée, la rugine achève de dénuder l'extrémité supérieure du métacarpien, qu'elle sépare du trapèze.

comme si on voulait l'arracher, tandis que, avec la rugine, on libère l'extrémité phalangienne. Dès lors le davier peut saisir solidement cette extrémité, pour permettre à la rugine de libé-rer successivement le bord interne du métacarpien, et son extrémité supérieure, trapézienne, le davier luxant l'os à me-sure que la rugine le dénude (fig. 139).

On peut extirper le premier métacarpien par un autre procédé qui consiste à le sectionner en son milieu pour enlever séparément les deux fragments. C'est là un procédé général que nous décrirons pour les autres métacarpiens.

III. *Extirpation d'un métacarpien des quatre derniers doigts* (¹).

Prenons par exemple le troisième métacarpien.

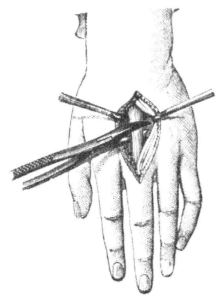

Fig. 140. — Extirpation d'un métacarpien, section de l'os (Chassaignac).

Incision. — Faire sur le dos du métacarpien, *le long et en dehors* du tendon extenseur du médius, une longue incision, dépassant, aux deux extrémités, l'interligne articulaire correspondant. Repassant dans l'incision, à fond, diviser, **sur toute la hauteur de l'os, son périoste.**

Dénudation du métacarpien. — Avec la rugine courbe, dépérioster successivement les deux faces du métacarpien, et, en son milieu, tout le pourtour de l'os.

Section du métacarpien en son milieu. — L'os étant libéré, en son milieu, sur tout

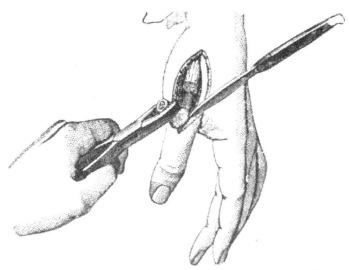

Fig. 141. — Extirpation de l'extrémité phalangienne d'un métacarpien (Chassaignac).

(1. Applicable au pouce.

son pourtour, passer à ce niveau une scie à chaîne ou une cisaille et le sectionner, le divisant ainsi en deux fragments (fig. 140).

Extirpation des deux fragments. — Un davier saisit l'extrémité libre du fragment inférieur et la soulève, pour permettre à la rugine d'achever la dénudation de sa face profonde et sa désarticulation que l'on peut terminer au bistouri (fig. 138).

Saisissant de même le bout supérieur avec le davier, on le soulève, on le dénude et on l'extrait, en le désarticulant d'avec l'os carpien correspondant.

IV. *Résection du poignet*.

Le malade étant couché sur la table d'opération, sa main sera placée sur une petite table voisine, pour permettre à l'opérateur d'évoluer facilement. Cette main enfin sera appuyée sur un coussin résistant, épais, ce qui facilitera considérablement le travail, assez pénible, de la rugine.

Incision. — Elle se fera sur *le dos du poignet*, dans sa moi-

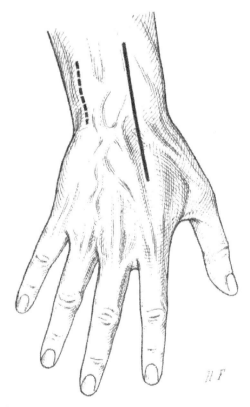

Fig. 142. — Résection du poignet. Incision dorsale externe.

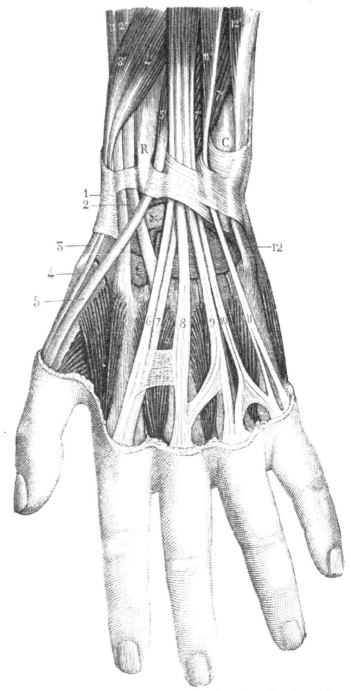

Fig. 143. — Face dorsale du poignet, montrant : R, radius ; C, cubitus ; Sc, scaphoïde ;
t, trapézoïde. — 1,1', tendon du premier muscle radial ; 2,2', tendon du deuxième
radial ; 3,3', long abducteur du pouce ; 4,4' court extenseur du pouce ; 5,5', long
extenseur du pouce, 6, 8, 9, 10, tendons de l'extenseur commun ; 7,7', extenseur
propre de l'index ; 11,11', extenseur propre du petit doigt ; 12, 12', cubital postérieur (Farabeuf).

tié externe, et passera *entre les tendons extenseurs du pouce et de l'index* (fig. 143).

Le poignet est donc minutieusement exploré. On sent de chaque côté les apophyses styloïdes et on marque l'interligne articulaire. Sur le dos de la main, on examine les tendons extenseurs du pouce et de l'index, écartés en bas, se rapprochant en haut pour aller sur la face dorsale du poignet et de l'avant-bras. C'est *entre* ces tendons que passera l'incision. On repère enfin le dos du deuxième métacarpien.

Ces points de repère étant marqués, faire une incision, longue de 10 à 12 centimètres, dont *deux tiers* sur la main, légèrement oblique en bas et en dehors, cheminant sur la main, *le*

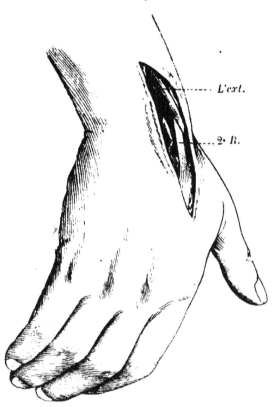

Fig. 141. — Résection du poignet (main droite). L'incision étant faite, on voit, en haut, le tendon du long extenseur du pouce et en bas, le tendon du deuxième radial, s'étalant sur le 5° métacarpien.

long et en dehors du tendon extenseur de l'index, sur le poignet, autant que possible, entre les tendons de l'index en dedans, ceux du pouce en dehors (fig. 142 et 145).

Après avoir divisé la peau, on reconnaît ces tendons; en inclinant légèrement la main du côté cubital, celui de l'index disparaît sous la lèvre interne de la plaie; dans l'axe même de l'incision on aperçoit le deuxième radial allant s'insérer sur l'extrémité supérieure du troisième métacarpien (fig. 144).

Les lèvres de l'incision étant écartées, on pénètre prudemment, à la partie supérieure, dans l'interstice des tendons du pouce et de l'index, afin de les séparer, sans ouvrir leur gaine, et on les confie à des écarteurs. Enfin, achevant cette incision, on divise, à fond, avec le bistouri à résection, le périoste et les capsules, en passant, sur la main, *en dedans* de l'insertion du deuxième radial.

Désunion de la lèvre capsulo-périostique externe. — La main gauche immobilisant le poignet, la rugine tenue comme un trocart, est placée dans l'incision du périoste, sur le radius, pour amorcer le décollement. Pesant fortement sur l'os, la décortication de la face postérieure du radius se fait, lente-ment, mais sùrement; les tendons qui glissent sur cette face, le long exten-seur du pouce, les ra-diaux, le court extenseur et le long abducteur du pouce, sont délogés de leurs gouttières et soule-vés *avec le périoste*, res-tant maintenus dans leurs gaines et invisibles. On poursuit ce décollement jusqu'au delà de l'apo-physe styloïde radiale.

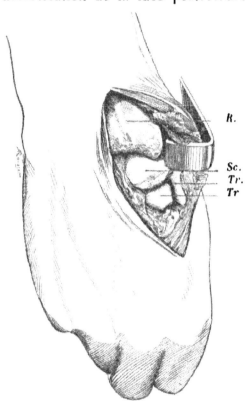

Ayant achevé de dépé-rioster le radius, la rugine recommence le même tra-vail, plus pénible, sur le dos du carpe et, de la même façon, elle sé-pare de leur couverture fibro-périostique, le sca-phoïde et le trapézoïde. Le trapèze restera cou-vert, car, si possible, on le laissera, étant don-née son utilité pour la solidité et les mouvements du pouce.

Fig. 145. — Résection du poignet. La désunion de la lèvre capsulo-périostique externe (ra-diale) est achevée. On voit : en haut, l'extré-mité du radius, au-dessous le scaphoïde, le trapézoïde et un petit segment seulement du trapèze.

Enfin, achevant, en bas, cette décortication, le tendon du deuxième radial est désinséré du troisième métacarpien et récliné de même en dehors (fig. 145).

Désunion de la lèvre capsulo-périostique interne. —

L'opérateur, se plaçant du côté opposé pour se mettre en face de la lèvre périostique à libérer, travaille, avec sa rugine, comme précédemment, dépouillant de leur couverture fibro-périostique, le radius d'abord (ce qui en reste après la décortication précédente), puis la face postérieure des os du carpe, semi-lunaire et grand os, pyramidal et os crochu. La tête du cubitus se montre, coiffée de son fibro-cartilage triangulaire. Il faut séparer celui-ci en l'incisant sur ses bords radial et postérieur. Enfin on achève la décortication en dépouillant la tête cubitale.

La besogne est terminée quand, écartant fortement les parties molles, on aperçoit, dénudés sur leur face postérieure, l'extrémité

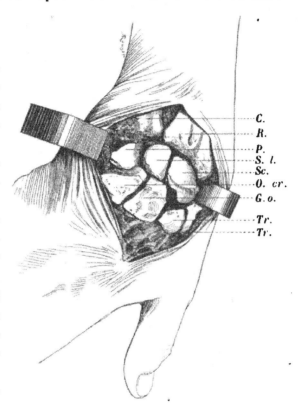

Fig. 146. — Résection du poignet. La désunion de la lèvre capsulo-périostique interne (cubitale) est achevée. On voit le radius et le cubitus et au-dessous les os du carpe : scaphoïde, semi-lunaire et pyramidal dans la 1ʳᵉ rangée ; trapèze (*un peu*), trapézoïde, grand os et os crochu dans la 2ᵉ rangée.

inférieure du radius et du cubitus, les os du carpe, sauf le trapèze, laissé à dessein, et le pisiforme qui est en avant et qu'on n'a point vu (fig. 146).

Sciage du radius et du cubitus. — La main est placée en pronation forcée, la main et l'avant-bras immobilisés. Avec la rugine on dénude successivement les deux apophyses styloïdes. les écarteurs aidant. Bientôt les os de l'avant-bras peuvent être luxés et la rugine les dépouille facilement sur leur face anté-rieure. Les faisant émerger de la plaie, des écarteurs ou une compresse réclinant et protégeant les chairs en avant, ces extrémités sont sectionnées avec la scie, bien transversalement (fig. 147).

Extirpation des os du carpe. — Il faut extirper maintenant, l'un après l'autre, tous les os du carpe.

Avec un fin davier on saisit le scaphoïde de la main gauche.

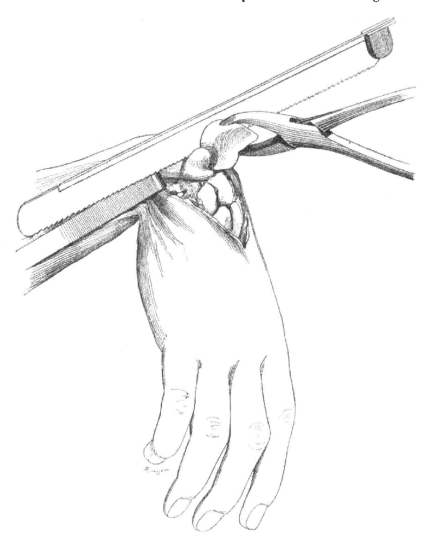

Fig. 147. — Résectio du poignet. Sciage des extrémités radiales. Des écarteurs réclinent les parties molles. Un davier saisit le radius, tandis que la scie abat les extrémités osseuses.

Avec la rugine, tenue de la main droite, on le libère, à mesure qu'on le luxe, sur ses faces latérales et sur sa face antérieure, et on l'extrait (fig. 148).

On traite de même le semi-lunaire et le pyramidal.

On saisit ensuite le grand os, on le sépare du trapézoïde et

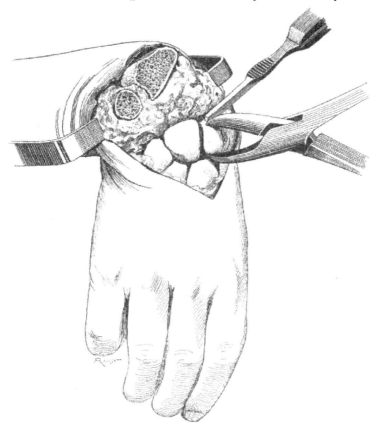

Fig. 148. — Résection du poignet. Les extrémités radiales sont sectionnées. Le davier saisit le scaphoïde que libère la rugine.

de l'os crochu, on le luxe, on dépouille sa face antérieure et on l'arrache.

Le trapézoïde est décortiqué à son tour et enlevé.

Enfin l'os crochu, dont on peut laisser le crochet sectionné avec une cisaille.

On peut maintenant énucléer le pyramidal, et, si cela est nécessaire, le trapèze qu'on luxe en refoulant le pouce.

Dans toutes ces manœuvres, la main est fortement fléchie, et tordue dans un sens ou dans l'autre, suivant les besoins de la décortication.

Soins consécutifs. — Immobilisation à l'aide d'une attelle plâtrée ne dépassant pas le métacarpe, *laissant les doigts et le pouce demi-fléchis et libres.*

Résections partielles du poignet

a) **Extirpation des os du carpe.** — Si l'on veut extirper *les os du carpe seulement*, l'opération est presque la même. L'incision remontera moins haut, les extrémités antibrachiales, bien entendu, ne seront pas décortiquées.

b) **Extirpation des extrémités inférieures du radius et du cubitus.** — On peut extirper isolément l'une ou l'autre de ces extrémités, ou les deux à la fois, sur une même hauteur.

1) **Extirpation de l'extrémité inférieure du cubitus.** — Le malade et l'opérateur sont placés comme pour la résection totale du poignet, la main malade étant sur une petite table spéciale, appuyée sur son côté radial. Ayant exploré l'extrémité inférieure du cubitus, senti *l'apophyse styloïde* et les *deux tendons cubitaux, antérieur et postérieur*, faire une incision de 5 à 6 centimètres, sur le bord tangible de l'os, entre les deux tendons, dépassant, en bas, la styloïde cubitale de un centimètre. La peau étant incisée, ménageant, si possible, la branche nerveuse cubito-dorsale, on passe entre les deux tendons et on divise le périoste du cubitus et le ligament latéral interne.

Dénudation du cubitus. — Avec la rugine, on dépouille le col de l'os, sur tout son pourtour, de son périoste, faisant assez de place pour permettre le passage de la scie à chaîne (fig. 149).

Le cubitus est sectionné au point voulu.

Extirpation du fragment inférieur. — Le bout inférieur est saisi avec un davier et luxé. Avec la rugine, on décortique le fragment cubital jusqu'à l'interligne articulaire, dépouillant la tête jusqu'à ce qu'elle vienne (fig. 150).

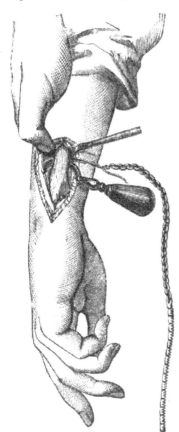

Fig. 149. — Résection de l'extrémité inférieure du cubitus, passage de la scie à chaîne (Chassaignac).

2) **Extirpation de l'extrémité inférieure du radius.** — Même attitude que précédemment. La main du malade est appuyée sur un coussin par son côté cubital. L'opérateur explore le côté externe du poignet, il sent et repère *l'apophyse styloïde radiale*; sur celle-ci, les deux *tendons réunis du long abducteur et du court extenseur du pouce*, cheminant dans une gouttière que limite, en *avant*, une *crête*, qui est la terminaison du bord antérieur de l'os.

Incision. — Longue de 5 à 6 centimètres, elle sera faite *le long de la crête* repérée, près des tendons susnommés, dépassant, en bas, l'apophyse styloïde de 1 centimètre, évitant l'artère radiale qui, à ce moment, devient

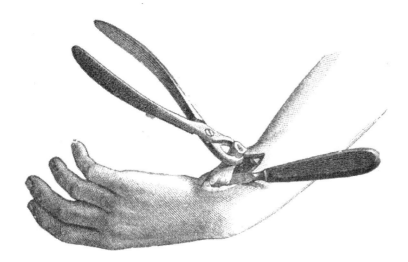

Fig. 150. — Résection de l'extrémité inférieure du cubitus. Le davier saisit le fragment osseux que libère la rugine (Farabeuf).

postérieure. Repassant dans l'incision, les tendons étant réclinés, le bistouri à résection divise le périoste et la capsule radio-carpienne.

Dénudation du radius. — Avec la rugine, on décortique l'os, en avant, dans toute l'étendue de l'incision, en arrière au-dessus des gouttières tendineuses seulement. A ce niveau donc, la rugine fait le tour de l'os, jusqu'à ce qu'il y ait place pour la scie à chaîne. Avec cette scie, l'os est sectionné.

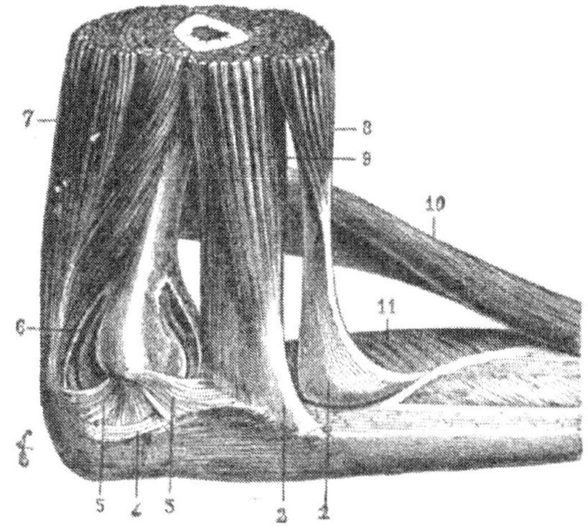

Extirpation du fragment inférieur. — Avec un davier fin et denté, on saisit le fragment radial et on le luxe; c'est le moment de le libérer sur tout son pourtour, surtout en ar-

Fig. 151. — Muscles moteurs de l'articulation du coude. 1, attache du biceps à la tubérosité radiale; 2, attache du brachial antérieur au cubitus; 3, 4, 5, ligament latéral interne; 6, synoviale; 7, triceps; 8, biceps; 9, brachial antérieur; 10, long supinateur; 11, court supinateur (Farabeuf).

rière où il faut, avec la rugine, dépérioster les coulisses tendineuses, en délogeant les différents tendons sans ouvrir leurs gaines. La rugine continue la décortication jusqu'à ce que le fragment radial se laisse extraire.

V. *Résection du coude*.

Les figures ci-jointes, empruntées au professeur Farabeuf, donnent une notion claire de l'anatomie du coude, notions indispensables si l'on veut mener à bien l'opération (fig. 151 et 152).

Le malade est couché sur le dos, près du bord de la table : son membre supérieur est redressé, maintenu vertical par un

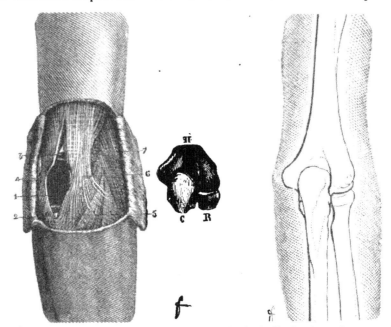

Fig. 152. — A gauche, région postérieure du coude droit disséquée après extraction, par une incision longitudinale, des extrémités articulaires représentées à côté. H, C, R, humérus, cubitus, radius. — 1, cavité ou foyer de la résection ; 2, coupe du cubitus ; 3, coupe de l'humérus ; 4, faible expansion interne du tendon tricipital ; 5, aponévrose antibrachiale postérieure couvrant les muscles épicondyliens, anconé, cubital postérieur, etc., recevant : 6, forte expansion externe du tendon tricipital ; 7, muscles long supinateur et premier radial. — A droite, région postérieure du même coude droit avec squelette intérieur.

aide placé en face. L'opérateur explore le coude, sa face postérieure, pour sentir nettement, et repérer la saillie de l'olécrâne, sa face postérieure, la crête cubitale ; il a palpé toutes les saillies péri-articulaires, que tout à l'heure il devra contourner.

Incision. — Elle est franchement *dorsale, médiane* et *longitudinale*.

Se plaçant donc près du flanc pour le côté droit, près de la tête pour le côté gauche, saisissant de sa main gauche le coude pour immobiliser et tendre les chairs, faire, avec le bistouri à résection, une incision postérieure de 10 centimètres, dont 5 au-dessus du sommet olécranien et 5 au-dessous, incision *profonde*, *jusqu'à l'os*, *médiane*, passant sur la face postérieure de l'humérus, dans la cavité olécranienne, sur le sommet de

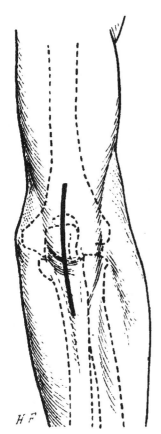

Fig. 153.
Incision dorsale médiane.

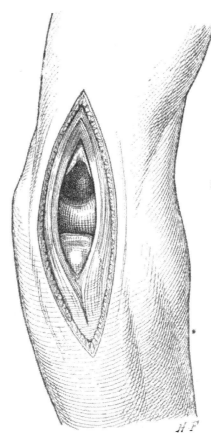

Fig. 154. — Incision faite, montrant de haut en bas : la fosse olécranienne, la trochlée, l'o-lécrane.

l'olécrane, sur sa face postérieure, pour mourir sur la crête cubitale. Dans cette incision le tendon inférieur du triceps est divisé longitudinalement, et la capsule est ouverte. Partout le bistouri a senti l'os (fig. 153 et 154).

Décortication de la partie postéro-externe. — Cette partie postéro-externe est formée par la face externe radiale, de l'olécrane, par l'extrémité supérieure du radius, les articulations radio-sigmoïdienne et huméro-radiale. Le membre supérieur est abaissé à côté du corps, sur un coussin qui soulève le coude et lui donne un point d'appui solide.

L'opérateur, placé en dehors du membre, empaume de sa main gauche, le pli du coude, tandis que avec son pouce il accroche vigoureusement la lèvre *supérieure, externe* de l'incision (fig. 155).

La rugine, tenue de la main droite, comme un trocart, l'index

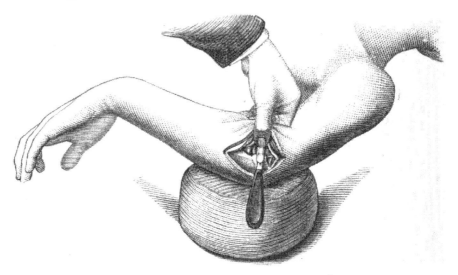

Fig. 155. — Résection du coude gauche. Position du malade et de l'opérateur.
(Farabeuf.)

coiffant son tranchant et lui « formant visière », est introduite dans la fente du périoste, sur l'olécrane.

Poussant alors cette rugine en travers, lui imprimant des mouvements de rotation comme pour perforer l'os, on décortique, la rugine ne quittant jamais la surface osseuse, la face latérale externe, supérieure, *radiale* de l'olécrane. Cette face peu à peu est dépouillée complètement; on a ouvert l'interligne cubito-huméral et cubito-radial, le ligament annulaire ayant été désinséré, la tête radiale mise à nu [1].

Arrêtant là cette rugination, on se porte vers la face postérieure de l'humérus. Le périoste a été incisé verticalement dans la cavité olécranienne; on achève cette incision tout le long du contour du cartilage articulaire de la trochlée et du condyle. Reprenant la rugine, on décortique la face postérieure de l'humérus, dans sa moitié externe, radiale, ici supérieure. Dans le fond de la cavité olécranienne, la rugine ne peut évoluer

[1] Si on ne veut enlever que l'olécrane, on décortique de suite sa face opposée externe.

qu'en faisant des mouvements de bascule, l'olécrane servant d'appui.

Cheminant ainsi progressivement en dehors, l'aide fléchissant un peu l'avant-bras et écartant les chairs, on arrive sur l'épicondyle dont on désinsère les muscles, pour ne s'arrêter qu'après la mise à nu complète de cette saillie, jusque sur sa face antérieure.

La partie postéro-externe est complètement décortiquée; on voit, dépouillées de leur périoste, la moitié externe de l'olécrane, la moitié externe de l'humérus, et la tête radiale (fig. 156).

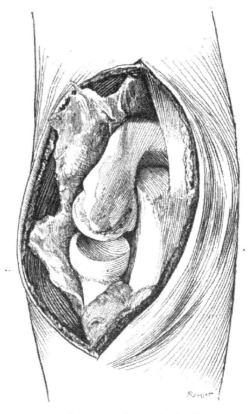

Fig. 156. — Résection du coude. La lèvre capsulo-périostique externe est désinsérée. On voit la moitié externe de la face postérieure de la trochlée et de l'olécrane, et la tête du radius.

Décortication de la lèvre postéro-interne. — Le bras est relevé et porté du côté de la tête où il est placé longitudinalement, le coude appuyé encore sur un coussin, mais le bord radial précédemment supérieur est devenu inférieur. La lèvre postéro-interne est devenue supérieure. Comme précédemment, la main gauche de l'opérateur empaume le pli du coude, tandis que le pouce accroche et relève la lèvre correspondante de la plaie (fig. 157).

On commence encore la dénudation par l'olécrane. La rugine, placée dans la fente périostique, amorce le décollement; puis, poussant en travers, elle décortique progressivement la face latérale interne de l'olécrane, jusqu'à la face interne de la coronoïde, la rugine soulevant, à mesure qu'elle avance, le périoste et les insertions musculaires. Se reportant vers

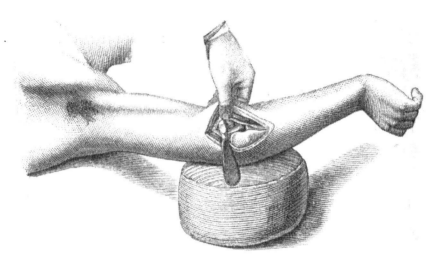

Fig. 157. — Résection du coude gauche. Position du malade et de l'opérateur.
(Farabeuf.)

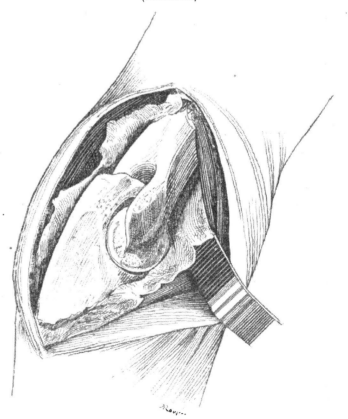

Fig. 158. — Résection du coude gauche. La lèvre capsulo-périostique interne est
libérée. On voit la moitié interne de la face postérieure de la trochlée humérale
et de l'olécrane.

l'humérus, on incise le périoste sur le pourtour du cartilage
articulaire; puis, comme précédemment, on dénude successivement la fosse olécranienne, la face postéro-interne de
l'humérus, la face postérieure, le sommet et la face antérieure
de l'épitrochlée. Dans tout ce travail on a passé constamment
entre « l'arbre et l'écorce » entre l'os et le périoste. Le nerf
cubital, cheminant dans la gouttière épitrochléo-olécranienne,
a été soulevé et délogé, mais n'a jamais été aperçu (fig. 158).

Décortication de la partie antérieure de l'humérus. —
On peut maintenant, fléchissant fortement l'avant-bras, faire
saillir l'extrémité humérale. Avec le bistouri on incise le
périoste, à la limite du cartilage articulaire de la trochlée et du
condyle. Avec la rugine, la main gauche immobilisant le bras,
on dénude la face antérieure de l'extrémité humérale, dans
l'étendue voulue.

Sciage de l'humérus. — Un aide écarte les chairs avec une

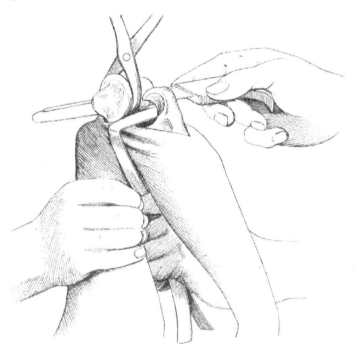

Fig. 159. — Résection du coude. Sciage de l'humérus. Un aide immobilise le bras
d'une main, tandis que, avec l'autre, il récline les chairs.

compresse et immobilise l'humérus. L'opérateur saisit l'extrémité saillante de la trochlée avec un davier et, tirant, il abat

cette extrémité avec une scie à quelques millimètres au-dessous du périoste décollé (fig. 159).

Décortication de la face antérieure des os de l'avantbras. — Les faisant saillir par la flexion, on cerne, en avant, le cartilage articulaire, et, avec la rugine, on dénude la face inférieure de la coronoïde, et la face antérieure du cubitus. On cerne de même le pourtour de la tête radiale et on dénude dans l'étendue nécessaire.

Sciage des os de l'avant-bras. — L'aide rétractant les chairs et immobilisant l'avant-bras, l'opérateur saisit l'olécrane

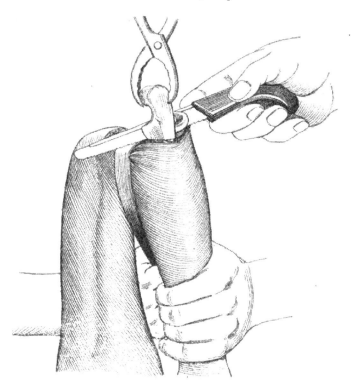

Fig. 160. — Résection du coude. Sciage des extrémités antibrachiales. Un aide immobilise l'avant-bras en faisant saillir le squelette.

avec un davier et sectionne, à la scie, en même temps et au même niveau, les deux os (fig. 160). Le trait de scie ne devra pas passer à plus de 2 centimètres au-dessous de l'interligne articulaire, pour respecter les insertions des muscles *branchial antérieur* et *biceps*.

Soins consécutifs. — Immobilisation de l'avant-bras en

demi-pronation légèrement fléchi, en adaptant les extrémités osseuses exactement, le radius et le cubitus étant poussés vers le tendon tricipital et empêchés d'obéir à la traction des fléchisseurs qui les attireraient en haut et en avant. Les articulations voisines (épaule, poignet) sont fréquemment mobilisées. Au bout d'un temps plus ou moins long, (1, 2 semaines) explorer les mouvements. Y a-t-il tendance à une réparation rapide, on cherchera à obtenir une bonne néarthrose par une gymnastique articulaire méthodique; y a-t-il, au contraire, peu de tendance à la réparation, on recherchera l'ankylose et on immobilisera dans la bonne attitude : flexion à angle droit, rotation moyenne, pouce en l'air.

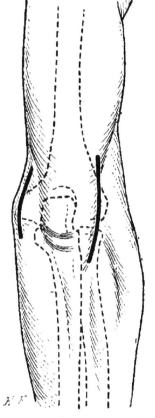

Fig. 161.— Résection du coude ankylosé. Deux incisions latérales inégales (Hueter).

Résection du coude ankylosé. — On peut employer le même procédé que précédemment (incision postérieure), mais il est indispensable de briser l'ankylose avant d'achever la dénudation. Aussi décrirons-nous un procédé spécial pour cette résection.

Incision. — Elle est double; les deux se faisant sur les *parties latérales* du coude.

Ayant donc exploré les saillies osseuses, interne, externe et postérieure, tracer : *sur le côté externe*, une incision longue de 8 centimètres, incision un peu *postérieure*. Elle commence sur le bord externe de l'humérus, croise la face postérieure de l'épicondyle et de l'articulation huméro-radiale, pour s'incliner un peu en dedans, vers le cubitus. *Sur le côté interne*, une incision moins longue. 3 à 4 centimètres, sur le bord saillant et tangible du bord huméral et de l'épitrochlée. Les deux incisions divisent tout, jusqu'aux os (fig. 161).

Dénudation des deux faces de l'humérus. — Par ces incisions latérales, on dépouille successivement, avec une rugine, la face antérieure, puis la face postérieure de l'humérus. Il n'est pas obligatoire de passer sous le périoste; d'ailleurs, étant donnée l'ankylose, la chose est fort difficile et pratiquement presque impossible, dans toute l'étendue transversale de l'épiphyse humérale.

Sciage de l'humérus. — On passe une lame protectrice entre les parties molles antérieures et le squelette et une autre lame protectrice entre les parties molles postérieures et le squelette, cette dernière soulevant, avec le triceps, le nerf cubital. On engage la fine lame de la scie à arbre articulée sous les chairs postérieures et on scie l'extrémité humérale, transversalement, au-dessus de l'olécrane.

Sciage des os de l'avant-bras. — Après cette première section, mobiliser les deux surfaces de section et les déplacer, de façon à les faire chevaucher et à porter *en avant l'extrémité inférieure de l'humérus*, en arrière l'extrémité antibrachiale. En inclinant l'avant-bras en dedans, on fait saillir cette dernière par la plaie *postéro-externe*. On voit se dégager l'épicondyle d'abord, puis peu à peu, toute la surface de section inférieure avec l'olécrane, tandis que l'aide accentue l'inclinaison en dedans. A mesure qu'elle se dégage, on la dénude, puis on scie à nouveau cette fois les deux os de l'avant-bras, en passant en dessous de l'apophyse coronoïde.

VI. *Résection de l'épaule*.

Le malade est couché sur le bord de la table; le bras est légèrement écarté du corps, mais dans le plan de ce dernier; l'avant-bras est fléchi, et la main repose sur l'épine iliaque antérieure; un aide, saisissant le poignet et le coude, soutient le membre supérieur dans cette position.

L'opérateur se place en dehors, près du coude, ayant l'aide à sa droite.

Explorer soigneusement le moignon de l'épaule. Sentir en haut et en dehors le *sommet de l'acromion*, en haut et en dedans, sous la clavicule et dans la direction du sillon qui sépare le thorax de la racine du bras, *l'apophyse coracoïde*, entre les deux un creux dépressible.

Incision. — Elle part du *bord externe de l'apophyse coracoïde*, très haut, et, longue de 10 à 12 centimètres, elle se dirige en bas et légèrement en dehors, suivant la direction des fibres du deltoïde, ne comprenant d'abord que la peau. Repassant dans l'incision on traverse toute la masse musculaire, et l'on s'arrête, quand on aperçoit, dans le fond, en bas l'os, en haut la capsule articulaire (fig. 162).

Écartant les chairs à droite et à gauche, on cherche la *coulisse bicipitale*; pour ce faire on explore la tête humérale, *directement en avant*, et, faisant faire au bras quelques mouvements de rotation en dehors et en dedans, on sentira bientôt *les deux tubérosités*, et la profonde dépression qui les sépare. Il faut obtenir cette sensation plusieurs fois et nettement, avant de continuer. Alors, ayant repéré la coulisse bicipitale dans toute sa hauteur, on incise à fond, jusqu'à l'os, avec le bistouri à résection, *suivant une ligne qui est parallèle à la coulisse bicipitale, mais placée à quelques millimètres en dehors d'elle.* On divise ainsi la *voûte acromio-coracoïdienne,* la *capsule*

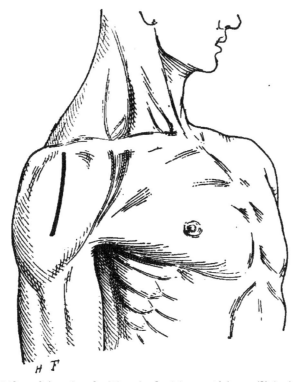

Fig. 162. — Résection de l'épaule. Incision antérieure (Malgaigne).

articulaire jusqu'à la glène, plus bas enfin, le *périoste huméral.*

Libération de la lèvre capsulo-périostique externe. — L'opérateur se place près du coude, en haut du bras s'il s'agit de l'épaule droite, près de la tête s'il s'agit de l'épaule gauche. L'aide continue à maintenir la main et le coude, se préparant à faire subir au bras du malade un mouvement progressif de rotation interne, pour découvrir, progressivement toute la grosse tubérosité de l'humérus.

L'opérateur passe sa main gauche, la face palmaire en haut, sous le moignon de l'épaule, tandis que le *pouce, resté libre,* accroche et écarte en dehors la lèvre capsulo-périostique qu'il faut désinsérer.

La rugine droite, saisie de la main droite, est placée dans l'incision du périoste, se dirigeant légèrement de haut en bas,

comme les faisceaux sterno-claviculaires du muscle grand
pectoral (fig. 163).

Appuyant fortement la rugine, on laboure la surface osseuse,
s'efforçant de la raser au plus près, faisant subir à l'instrument,
à mesure qu'on avance, de petits mouvements de rotation sur
place. A mesure que la lèvre capsulo-périostique se libère, le
pouce de la main gauche l'accroche et l'éloigne, aidé au besoin
par un écarteur. L'aide, durant cette manœuvre, surveille attentivement le travail de l'opérateur, de façon à faire subir au

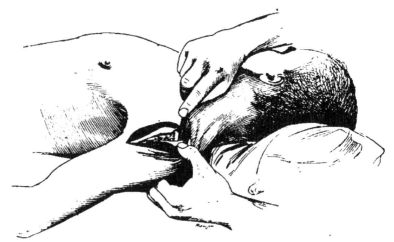

Fig. 163. — Résection de l'épaule gauche. La rugine, agissant par-dessus la tête,
amorce le décollement de la lèvre capsulo-périostique externe, que le pouce de
la main gauche écarte.

membre, à mesure que progresse la désinsertion capsulo-
périostée, des mouvements de rotation interne, un peu plus
d'abduction et finalement de l'abaissement du coude. Peu à
peu, grâce à ces mouvements, la grosse tubérosité de l'humérus
est complètement dépouillée, et la lèvre capsulo-périostée
externe complètement libérée (fig. 164).

Libération de la lèvre capsulo-périostique interne. —
Le bras est remis dans la position initiale, l'aide continuant à le
maintenir et se préparant à lui faire subir cette fois des mouvements de *rotation externe*, pour présenter progressivement la
petite tubérosité humérale.

L'opérateur se place près de la tête s'il opère à droite, près
du coude s'il opère à gauche ; sa main gauche est placée en
avant, la face palmaire des doigts du côté de l'aisselle, le pouce

accrochant la lèvre interne de l'incision capsulo-périostique. La rugine droite est placée dans cette incision, tout contre la lèvre périostique que soulève le pouce (fig. 165).

Avec la rugine, dirigée *en haut et en dedans*, pesant fortement sur le squelette, on désinsère la lame capsulo-périostée, en travaillant avec la rugine comme précédemment. Se rappeler qu'on est *en dehors* de la coulisse, descendre dans son fond et ren-

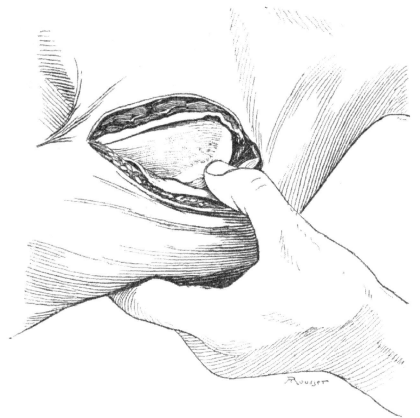

Fig. 164. — Résection de l'épaule gauche. La lèvre capsulo-périostique externe est libérée ; on voit la grosse tubérosité complètement dénudée.

contrer le versant interne, en déplaçant le tendon *qu'on ne voit pas.* Tandis que la décortication avance, l'aide, surveillant le travail de la rugine, fait progressivement de *la rotation externe*, avec un peu d'adduction et, finalement, de l'abaissement du coude. A ce moment la décortication est achevée, la petite tubérosité est complètement dépouillée (fig. 166).

Dénudation du col huméral. — L'aide, appuyant sur le coude, de bas en haut, fait surgir la tête humérale. Des écarteurs

ou une compresse abaissent les chairs du côté interne. Avec
le bistouri on incise le périoste sur la face interne du col à la

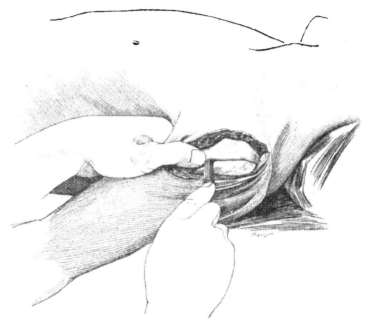

Fig. 165. — Résection de l'épaule gauche. La rugine, tenue de la main droite,
amorce le décollement de la lèvre capsulo-périostique interne. Le pouce de la
main gauche, — les autres doigts prenant appui dans l'aisselle, — s'apprête à
écarter la lèvre périostique.

limite du cartilage. Prenant alors la rugine avec son bord tranchant, on dépérioste le col jusqu'à la limite nécessaire, dans
toute l'étendue transversale, comprise entre les deux tubérosités,
en se gardant bien, comme le fait remarquer le professeur
Farabeuf, « d'abuser de la facilité extrême avec laquelle un humérus de jeune sujet se laisserait dépouiller jusqu'aux attaches
deltoïdiennes ».

Sciage de l'humérus. — Cet acte opératoire peut se faire
avec la scie à chaîne ou avec une scie rectiligne, de préférence
avec la fine lame de la scie à chantourner de M. Farabeuf.

Si on se sert de la scie à chaîne, un aide maintient vigoureusement, d'une main, avec le davier, la tête humérale, émergeant
de la plaie, de l'autre main le bras du malade, tombant verticalement. Les chairs axillaires sont protégées par des écarteurs
ou une compresse. L'opérateur passe la scie à chaîne sur la face
interne du col huméral, et, la tendant modérément, mais éga-

lement, il divise le col de *dedans en dehors* et un peu de *bas en*

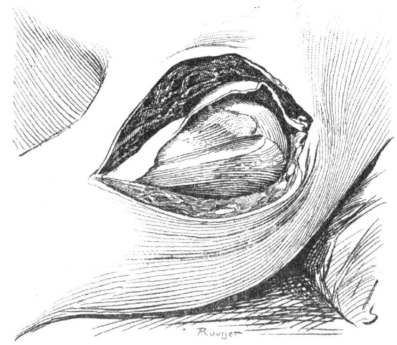

Fig. 166. — La lèvre capsulo-périostique interne est libérée. La tête humérale est presque mise à nu; on en voit en bas la grosse tubérosité, en haut la petite tubérosité.

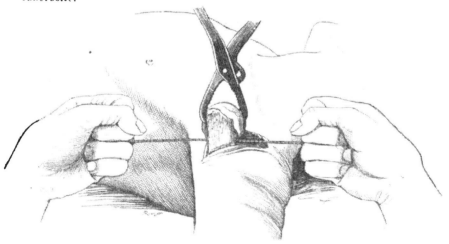

Fig. 167. — Résection de l'épaule gauche. Le sciage de la tête est fait de dedans en dehors et de bas en haut, avec la scie à chaine.

haut, enlevant plus d'os en dedans qu'en dehors, supprimant ainsi tout danger de blessure pour les vaisseaux axillaires (fig. 167).

Si on se sert de la scie à dos mobile, l'opérateur lui-même saisit la tête humérale avec un davier, et tandis que l'aide maintient vigoureusement, de ses deux mains, le bras tombant verticalement, la scie est appliquée sur la *face externe du col*, et l'on

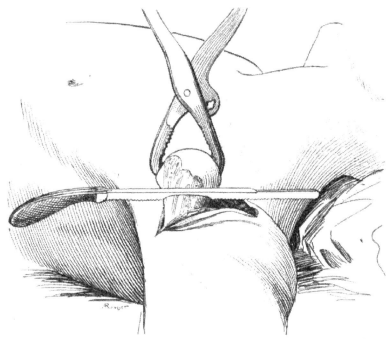

Fig. 168. — Résection de l'épaule gauche. Le davier, tenu de la main gauche, saisit la tête humérale, qu'une scie à dos mobile sectionne.

divise l'os, cette fois de *dehors en dedans*, et de *haut en bas*, en inclinant la scie dans le même sens (fig. 168).

Si, enfin, on prend la scie à chantourner, la position étant la même que précédemment, la lame, montée à l'envers, les dents vers l'arbre, est engagée en dedans de la tête et on scie le col, de *dedans en dehors* et de *bas en haut*, tandis qu'avec un davier on fixe la tête humérale.

Soins consécutifs. — Immobiliser le bras de manière que le bout huméral soit porté, en haut et en arrière, au contact du bord externe du copulum ou plutôt de la cavité glénoïde.

VII. *Extirpation de l'Omoplate* (¹).

L'extirpation du scapulum peut se faire de deux façons :

1° Avec les muscles qui le recouvrent, en cas de sarcome de cet os ;

2° En enlevant l'omoplate seul, sans même son périoste (résection sous-périostée).

Nous n'envisagerons ici que le cas, plus fréquent, de sarcome de l'omoplate, et nous en ferons l'ablation avec tous les muscles qui s'insèrent sur les deux faces.

Le malade est couché soit sur le côté sain, ce qui est préférable pour la facilité de · l'anesthésie, soit sur la poitrine.

Incision. — Deux incisions sont nécessaires : l'une, horizontale, part *du sommet de l'acromion* si l'on veut laisser un segment de cet os, ou de *l'interligne acromio-claviculaire* si l'on enlève tout le scapulum ; elle suit l'épine de cet os, et se termine au bord spinal.

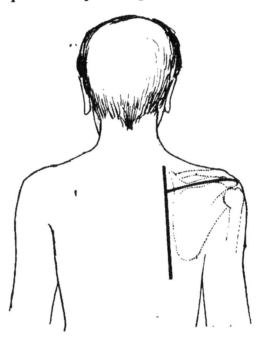

Fig. 169. — Extirpation de l'omoplate.
Tracé de l'incision.

L'autre, verticale, *suit le bord spinal* de l'omoplate dans toute sa hauteur, et, par conséquent, dépasse la précédente en haut et en bas (fig. 169). Repassant dans les deux incisions, le bistouri ouvre, au point initial de la première, l'interligne acromio-claviculaire.

Dissection des lambeaux. — Rasant le *bord supérieur de l'épine* de l'omoplate, dans toute l'étendue de l'incision horizontale, le bistouri détache de cet os les insertions du trapèze : ce lambeau supérieur, saisi au niveau de son angle interne, se

---

(1) Nous ne faisons pas les extirpations des os longs du membre supérieur. D'abord ce sont des opérations rares. D'autre part, les principes sont les mêmes pour tous : dépérioster l'os, le sectionner à la partie moyenne et extirper les deux fragments.

laisse progressivement soulever et rabattre en dehors, emportant avec lui toute la portion du trapèze qui s'insérait sur l'épine et l'acromion et découvrant la fosse sus-épineuse. Agissant de même pour le lambeau inférieur, le bistouri, rasant cette fois le *bord inférieur de l'épine*, détache, de cet os, les insertions du deltoïde. Saisissant l'angle supéro-interne de ce lambeau inférieur, on le soulève et on le rabat progressivement en

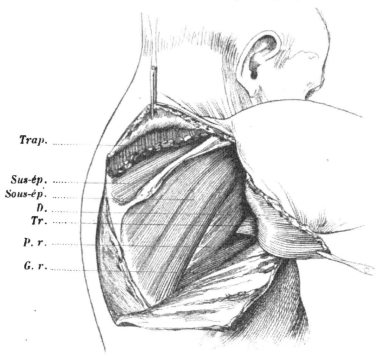

Fig. 170. — Extirpation de l'omoplate. Le trapèze (*Trap.*) étant désinséré et récliné en haut, le deltoïde (*D*) désinséré et récliné en bas, on voit, de haut en bas, le sus-épineux (*Sus-ép.*), le sous-épineux (*Sous-ép.*), le petit rond (*P. r.*), le grand rond (*G. r.*) et le triceps (*Tr.*)

dehors; il comprendra la masse du muscle deltoïde et découvrira, s'il est disséqué très loin en dehors, toute la fosse sous-épineuse, la tête de l'humérus et les muscles qui s'y insèrent (fig. 170).

Libération du bord externe et de l'acromion. — Sous le lambeau inférieur qui les a découverts, on sectionne successivement : le muscle *grand rond*, après l'avoir libéré sur tout son pourtour et soulevé avec l'index; *le petit rond, le sous-épineux, et le sus-épineux*, tous trois sur la tête même de l'humérus; du même coup on ouvre, dans toute sa hauteur, *la partie postéro-supérieure de la capsule* et on coupe le tendon bicipital ; dans la partie externe et supérieure, sous la tête humérale, se voit le tendon du long triceps ; on le libère avec les doigts sur tout son pourtour, en ménageant avec soin les vaisseaux et nerfs circonflexes qu'on voit, et on coupe le muscle. Pour achever la libération de cette partie externe de l'omoplate, on fait le tour de l'acromion, le rasant de près, sectionnant tous

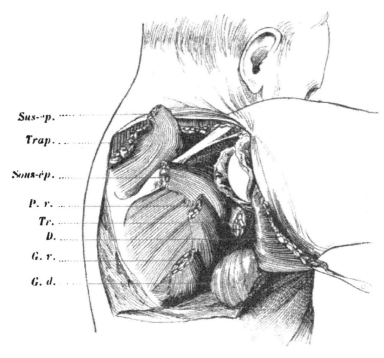

Fig. 171. — Ablation de l'omoplate. On a sectionné les muscles sus-épineux (*Sus-ép.*), sous-épineux (*Sous-ép.*), petit rond (*P. r.*), grand rond (*G. r.*), triceps (*Tr.*) et grand dorsal (*G. d.*). Dans l'angle supéro-externe se voit l'ouverture capsulaire et la tête humérale.

ses ligaments et ouvrant largement l'articulation acromio-claviculaire (fig. 171).

Libération du bord spinal. — Saisissant, avec la main gauche, l'angle inférieur du scapulum, on le soulève, comme pour basculer l'omoplate ; avec le bistouri on sectionne ainsi facilement, de bas en haut, les muscles qui s'attachent à l'angle inférieur (grand dorsal) et au bord spinal (rhomboïde, dentelé, angulaire) (fig. 172).

Libération du bord supérieur. — Grâce aux sections mus-

culaires précédentes, l'omoplate se laisse aisément soulever,
décoller de la paroi costale, et rabattre en haut et en dehors.
montrant la fosse sous-scapulaire. Poussant ce décollement

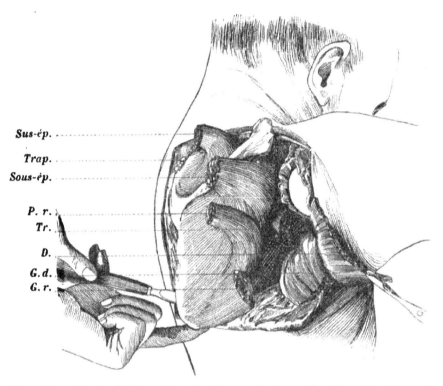

Sus-ép.

Trap.

Sous-ép.

P. r.

Tr.

D.

G. d.

G. r.

Fig. 172. — Ablation de l'omoplate. Tandis que l'index soulève l'angle inférieur de
l'omoplate, le bistouri suit le bord spinal et en détache les muscles.

jusque dans le creux de l'aisselle en suivant le muscle sous-
scapulaire, puis son tendon, on écarte et on abrite facilement
tout le *paquet vasculo-nerveux du creux de l'aisselle, y compris
les vaisseaux et nerfs circonflexes* (fig. 173). On les voit et partant on les ménage aisément. Le tendon du sous-scapulaire
étant bien mis à nu, on le sectionne sur la tête humérale, en
ouvrant du même coup la capsule articulaire en avant et en bas.
Enucléant pour ainsi dire l'omoplate, on arrive sur *l'apophyse
coracoïde.* La rasant de près, on sectionne successivement le
tendon du coraco-biceps, les ligaments coraco-claviculaires, le
tendon du petit pectoral. L'omoplate ne tient plus que par
l'omoplato-hyoïdien, qui est coupé en dernier lieu (fig. 174).

Restauration capsulaire. — Suivant le mode opératoire

récemment exposé par M. Quénu, l'humérus sera fixé sous l'extrémité externe de la clavicule. Pour ce faire « on relie la partie antéro-inférieure de la capsule aux parties molles sous-clavicu-

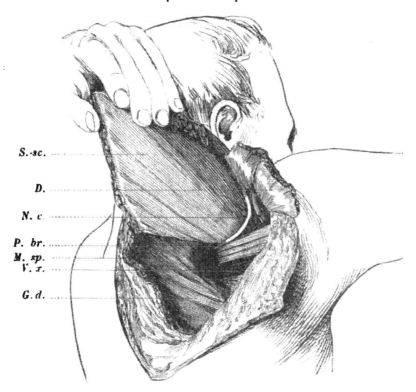

Fig. 173. — Ablation de l'omoplate. L'os est basculé en dehors et en haut, montrant le sous-scapulaire (*S.-sc.*), le plexus brachial (*P. br.*) d'où se détache le nerf circonflexe (*N. c.*) allant au deltoïde (*D.*), les vaisseaux axillaires (*V. x.*), la section des muscles du bord spinal (*M. sp.*) et les digitations du grand dentelé (*G. d.*).

laires. Un fil d'argent unira la partie supérieure de la capsule à la clavicule perforée, des fils de lin complètent cette union de la capsule aux tissus voisins. La longue partie du biceps est en particulier fixée à la clavicule ».

Réparations musculaires. — On réunit les muscles entre eux, comme on peut ; le grand dorsal et le rhomboïde sont suturés à la partie inférieure du deltoïde, dont la partie supérieure sera reliée au trapèze.

Suture des téguments. — Les lèvres respectives des deux incisions sont réunies.

Extirpation sous-périostée.

Ce procédé, plus rarement à employer, est très différent du précédent. L'incision est la même, ainsi que la formation des deux lambeaux, supérieur et inférieur, contenant l'un le trapèze, l'autre le deltoïde. On dénude alors

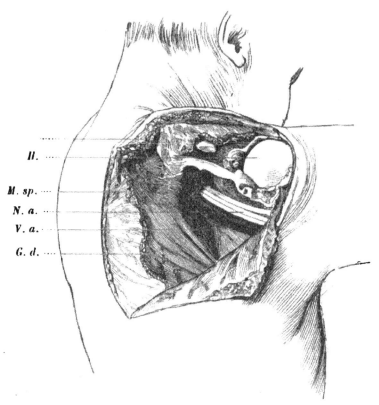

II.

M. sp.

N. a.

V. a.

G. d.

Fig. 174. -- Ablation de l'omoplate. Le scapulum est enlevé ; on voit, dans la brèche, les branches du plexus brachial (*N. a.*), les vaisseaux axillaires (*V. a.*), le grand dentelé (*G. d.*) et la tranche des muscles du bord spinal de l'omoplate (*M. sp.*).

soigneusement l'épine et l'acromion. On incise le long du bord spinal de l'omoplate, en avant de ce bord, le périoste, et, avec la rugine, on détache tous les muscles de la fosse sous-épineuse (sous-épineux, grand rond, petit rond). On libère de même, avec la rugine, après incision du périoste sur ses bords, la fosse sus-épineuse, en ménageant le nerf sus-scapulaire. On soulève alors l'omoplate et on dépériostе la fosse sous-scapulaire, également de dedans en dehors, du bord spinal vers le col de l'omoplate. On s'attaque enfin à la partie externe de l'omoplate, en dépériostant le col et en détachant la capsule avec les tendons qui prennent insertion sur le col.

VIII. *Amputation interscapulo-thoracique.*

Trois incisions, qui se rejoignent, sont nécessaires pour mener à bien cette opération.

1° Une incision supérieure, horizontale, sur la clavicule, commençant, en dedans, à 2 centimètres de l'articulation sterno-claviculaire et se terminant, en dehors, sur l'interligne acromio-claviculaire ou en arrière de lui; elle sert à la résection de la clavicule et à la ligature des vaisseaux.

2° Une incision antérieure, descendante, qui commence au milieu de la précédente, se dirige en dehors et en bas, sur le deltoïde, jusqu'au bord inférieur du tendon du grand pectoral, se recourbe, traverse la face interne de la racine du membre,

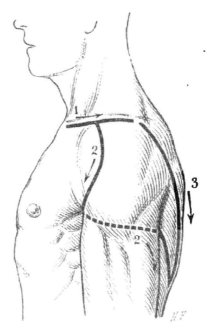

Fig. 175. — Tracés des trois incisions pour l'amputation interscapulo-thoracique. La claviculaire est droite horizontale; l'antéro-axillaire est contournée et descendante; la postérieure est droite descendante. (Farabeuf.)

jusqu'au delà du tendon du grand dorsal, puis enfin descend en arrière, suivant le sillon qui sépare le bord axillaire de l'os, de la masse des muscles grand rond et grand dorsal, pour se ter-

miner derrière l'angle inférieur de l'omoplate. Cette incision
formera un lambeau antéro-inférieur, pectoro-axillaire.

5° **Une incision postérieure**, descendante, qui commence
à l'extrémité externe de l'incision claviculaire, et descend directement vers l'angle scapulaire inférieur où elle rejoint la
précédente. Elle donnera un lambeau postéro-supérieur, cer-
vico-scapulaire (fig. 175).

Le malade est couché sur le dos, au bord de la table, sur
un coussin, le bras légèrement écarté du corps. L'opérateur se
place en dehors.

Résection de la partie moyenne de la clavicule. —
Une incision de 10 centimètres est donc faite sur la face supérieure de la clavicule, allant, en dehors, jusqu'à l'interligne
acromio-claviculaire qu'elle peut dépasser un peu, et en dedans
jusqu'à 2 centimètres de l'articulation sterno-claviculaire. Elle
divise tout, jusqu'au périoste. La rugine courbe sur le plat, posée
dans l'incision périostique, dénude la face supérieure de l'os,
d'abord la moitié postérieure, dépassant le bord postérieur pour
amorcer la dénudation de la face inférieure, puis la moitié antérieure, dépassant de même le bord antérieur. On passe alors
au décollement du périoste de la face inférieure, avec beaucoup
de prudence, manœuvrant bien *entre l'arbre et l'écorce*, pour
éviter toute échappade qui mettrait en danger les vaisseaux
sous-jacents.

Dès que la rugine a pu passer sous la clavicule, chargeant
cette dernière dans sa concavité, elle dépérioste par des mouvements de latéralité, la face inférieure de l'os sur la longueur
voulue. Tandis qu'un aide ou un tampon rétro-scapulaire rend
la clavicule proéminente et qu'un davier l'immobilise, en la
saisissant par son milieu, une scie la sectionne au ras des insertions du sterno-cléido-mastoïdien, en se dirigeant en bas, en
dehors et en arrière, pendant qu'un écarteur, passé sous la
clavicule, protège les vaisseaux. Le fragment externe de l'os est
soulevé avec un davier; la dénudation est achevée sur sa face
inférieure et le fragment est sectionné avec une cisaille au
niveau de l'insertion du deltoïde.

Ligature et section des vaisseaux. — Dans la plaie se
voit le muscle sous-clavier; il est libéré et réséqué dans la

même étendue que la clavicule; un peu plus haut se trouvent les vaisseaux scapulaires supérieurs qui sont liés et coupés. Dans le fond de la plaie on aperçoit le paquet vasculo-nerveux, la veine en dedans, les nerfs en dehors, l'artère au milieu. La veine sera d'abord dénudée, complètement, mais très prudem-

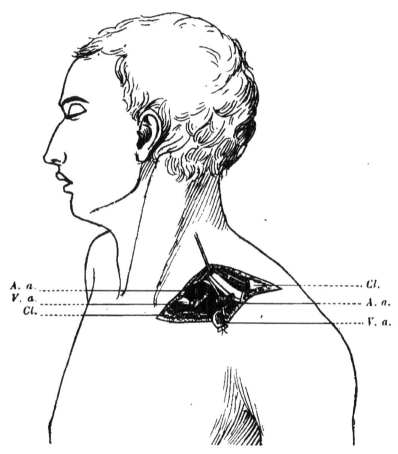

Fig. 176. — Amputation interscapulo-thoracique. La clavicule est réséquée, les vaisseaux sont liés et coupés. (D'après Farabeuf.)

ment, dans le segment sous-claviculaire (terminaison de la veine axillaire) un double fil est passé sous la veine, mais la ligature n'est faite qu'après celle de l'artère, pour ne pas emprisonner dans le membre une grande quantité de sang. L'artère est donc dénudée dans le segment correspondant; un double fil est passé au-dessous d'elle; les deux fils sont distancés et serrés, le vaisseau est sectionné entre eux. Les deux fils de la veine sont à leur tour serrés, distants d'un travers de doigt et le vais-

seau sectionné. Les deux gros vaisseaux, liés, se rétractent
(fig. 176).

**Formation d'un lambeau antéro-inférieur, pectoro-
axillaire.** — Le bras est écarté du corps; l'opérateur se place
en dedans. On mène l'*incision antérieure* qui part du milieu de
l'incision claviculaire, se dirige en dehors, passant en dehors
de la coracoïde tangible, descend en dehors de l'interstice

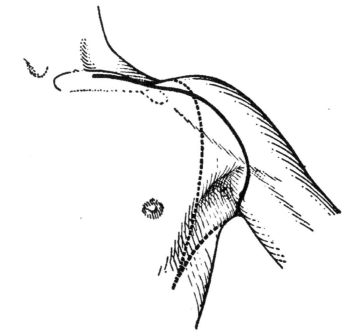

Fig. 177. — Amputation interscapulo-thoracique, contour des lambeaux,
côté gauche. (Farabeuf.)

pectoro-deltoïdien, sur le deltoïde. A la jonction de la paroi
antérieure de l'aisselle et du bras, au bord inférieur du grand
pectoral, elle se recourbe en arrière, croise la face interne de
la racine du bras et dépasse le bord des muscles réunis du
grand dorsal et du grand rond. Alors s'arrondissant, le bras
étant relevé par l'aide, elle suit le sillon qui sépare ces muscles
du bord axillaire de l'omoplate, pour se terminer sur la
face postérieure de l'angle inférieur du scapulum (fig. 177
et 178).

Après avoir sectionné la peau et le tissu cellulaire, on aperçoit le grand pectoral; il est prudemment divisé près de l'ori-

gine de son tendon. Le petit pectoral devient visible; il est
libéré près de la coracoïde, chargé sur le doigt et sectionné
près de son insertion terminale. Le membre supérieur s'écarte
du tronc. On voit nettement le plexus brachial, on l'isole et on
le coupe assez haut. Grâce à l'écartement du membre, on
pénètre dans l'espace interscapulo-thoracique, on rencontre
les vaisseaux thoraciques et mammaires externes qui sont

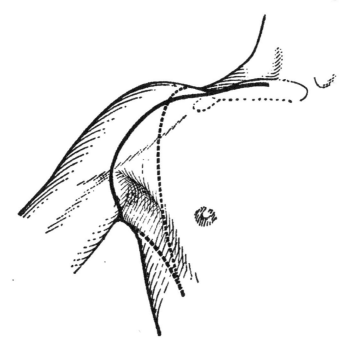

Fig. 178. — Amputation interscapulo-thoracique, contour des lambeaux.
côté droit. (Farabeuf.)

coupés entre deux ligatures; enfin on libère et on charge sur
le doigt le grand dorsal pour le diviser, et le rejeter dans
le lambeau antérieur (fig. 179).

**Formation du lambeau postéro-supérieur, cervico-
dorsal.** — Le bras étant replacé à côté du corps, l'épaule
soulevée et l'opérateur placé en dehors, on trace l'*incision
postérieure*, commençant à l'extrémité externe de l'incision
claviculaire, pour aller directement vers la face postérieure de
l'angle inférieur du scapulum. La peau de la lèvre interne est
relevée et avec elle, à la partie supérieure, le trapèze, qu'on
a désinséré de la clavicule et de l'épine de l'omoplate. L'écar-

tement de ce lambeau met à nu les bords supérieur et spinal de cet os.

Libération des bords supérieur et spinal de l'omoplate.
— L'opérateur, placé en dehors du bras gauche, en dedans du

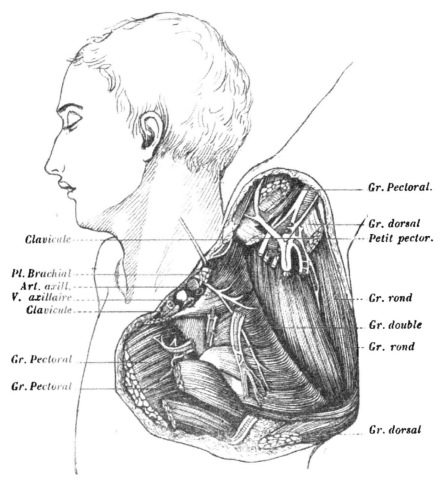

Clavicule

Pl. Brachial
Art. axill.
V. axillaire
Clavicule

Gr. Pectoral

Gr. Pectoral

Gr. Pectoral.

Gr. dorsal
Petit pector.

Gr. rond

Gr. double

Gr. rond

Gr. dorsal

Fig. 179. — Amputation interscapulo-thoracique.

bras droit, saisit de sa main gauche la racine du membre et le tire puissamment en dehors, comme pour l'arracher, tandis que les aides écartent les lambeaux. L'omoplate, entraînée, expose ses bords supérieur et spinal. Le bistouri au ras de ces lèvres sectionne successivement tous les muscles qui s'y attachent, le rhomboïde, le grand dentelé, l'angulaire, l'omo-hyoïdien.

Se portant vers la partie supérieure de la plaie, en dehors du plexus brachial, on trouve et on lie la scapulaire supérieure coupée.

III. OSTÉO-SYNTHÈSE

On entend sous ce nom la réunion de deux fragments osseux, séparés par un traumatisme récent ou ancien (pseudarthrose) ou par une intervention chirurgicale. Nous étudierons ici la technique opératoire générale pouvant s'appliquer à tous les cas.

Ostéo-synthèse en général.

Pour réunir deux fragments osseux, il est nécessaire :

1° De découvrir largement le champ opératoire pour y agir à l'aise.

2° De déterger soigneusement le foyer de la fracture ou de la pseudarthrose pour ne laisser entre les deux fragments aucun corps étranger (sang, fibres musculaires ou tendineuses, synoviale).

3° De coapter exactement les deux fragments, les façonnant, les modelant à la scie ou à la pince coupante.

4° De faire en sorte que cette coaptation soit facile à maintenir, en taillant souvent les fragments d'une façon particulière, en V, saillant pour l'un, rentrant pour l'autre, ou en marche d'escalier (fig. 180).

L'*avivement* est toujours un temps préliminaire indispensable.

Les procédés d'ostéo-synthèse sont nombreux ; nous décrirons les plus pratiques.

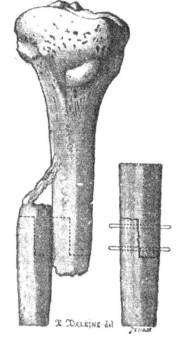

Fig. 180. — Résection en escalier. (Monod et Vanverts.)

I. — Suture osseuse.

Pour cette opération il faut : *un perforateur* destiné à préparer la voie au fil ; du *fil d'argent* assez gros ou du *fil de platine*. Cet acte opératoire diffère suivant que la fracture est *transversale* ou *oblique*.

a) *Fracture transversale* : Le meilleur procédé est celui de la suture à *un seul fil, traversant en anse toute l'épaisseur de l'os*. Donc, avec le perforateur, on creuse successivement dans les deux fragments, à 5 ou 6 millimètres de la tranche de section, deux canaux parallèles, traversant toute l'épaisseur de l'os.

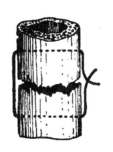

Fig. 181. — *Fracture transversale.* Suture en anse, avec un seul fil ; très bonne. (Lejars.)

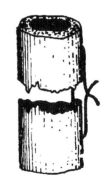

Fig. 182. — *Fracture transversale.* Un seul fil latéral : mauvaise suture. (Lejars.)

Un seul fil d'argent est conduit à travers le canal supérieur d'abord, puis, étant recourbé en anse, à travers le canal inférieur (fig. 181 et 182).

Une forte traction est exercée sur les deux chefs libres du fil, et, tandis qu'un aide maintient les deux fragments, ces deux chefs sont tordus un certain nombre de fois, coupés à 8 ou 10 millimètres de l'os et rabattus sur lui. Par-dessus, le périoste est suturé.

b) *Fracture oblique*. — Le trajet du fil doit être *perpendiculaire* au trait de fracture, l'acte opératoire étant d'ailleurs le même que précédemment (fig. 185).

II. — **Ligature osseuse** (fractures obliques).

Cette ligature peut se faire de plusieurs façons.

a) *Ligature simple*. — Un seul fil fait le tour de l'os, maintenu à sa surface par une encoche creusée en deux points ou sur toute sa circonférence ; le trajet de ce fil doit être *perpendiculaire au trait de fracture* (fig. 185).

b) *Ligature enchaînée transfragmentaire* (procédé de M. Hennequin). — Avec le perforateur on creuse un canal traversant les deux fragments, perpendiculaire au trait de fracture ; on conduit, à travers ce canal, un seul fil en anse, l'anse émergeant d'un côté du canal, les deux chefs libres du côté opposé (fig. 184). Croiser alors, dans l'intérieur du canal, les deux chefs, les rabattre en sens contraire autour de la moitié corres-

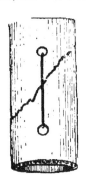

Fig. 183. — *Fracture oblique.* Fil non perpendiculaire au trait de fracture ; mauvaise suture. (Lejars.)

pondante du cylindre osseux, jusqu'au niveau de l'anse médiane ; leur faire traverser cette anse, pour enfin, après une traction énergique, les tordre plusieurs fois, et les sectionner pour les appliquer sur la surface osseuse.

On peut aussi, après avoir passé le fil en anse, sectionner cette

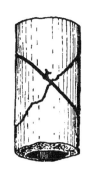

Fig. 184. — Ligature perpendiculaire au plan de fracture et retenue par une encoche d'arrêt. (Lejars.)

dernière, rabattre les deux chefs en sens opposé et les tordre avec le chef libre correspondant (fig. 186).

c) Ligature en cadre (procédé de M. Lejars). — Ce procédé comprend trois temps, ainsi décrits par M. Lejars :

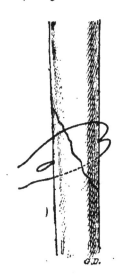

Fig. 185. — Ligature enchaînée transfragmentaire. Manière de passer le fil. (Monod et Vanverts.)

1er *temps*. — On fore deux trous perpendiculaires au plan de fracture et très rapprochés de ses extrémités ; on prend une anse de fil d'argent et chacun des chefs libres de cette anse est passé dans l'un des orifices (fig. 187).

2e *temps*. - - L'anse médiane est alors coudée, recourbée au contact de l'os et ramenée

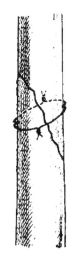

Fig. 186. — Ligature après section de l'anse médiane du fil. (Monod et Vanverts.)

en arrière et au-dessous de lui, jusqu'aux points d'émergence inférieure des deux bouts libres du fil. Ces deux bouts libres passent en arrière et au-dessous d'elle, la chargent pour ainsi dire, et, à leur tour, sont infléchis sur l'os et ramenés en avant et au-dessus de lui.

3e *temps*. — Chacun des bouts libres du fil glisse en sens

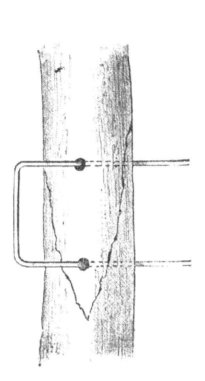

Fig. 187. — Ligature en cadre
(premier temps.) (Lejars).

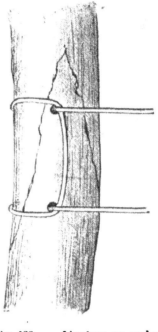

Fig. 188. — *Ligature en cadre*
(deuxième temps). L'os est vu
par-derrière; l'anse supérieure, rabattue en arrière et
au-dessous, est chargée par
les bouts libres du fil. (Lejars.)

inverse sous les coudures de l'anse, à son émergence supérieure, puis sont rapprochés et tordus (fig. 189).

Comme le montre la figure, ce système est composé de deux
ligatures circulaires, parallèles à l'axe de l'os et de deux fils
verticaux perpendiculaires à cet axe, tous appareillés entre eux
et solidaires les uns des autres. L'immobilisation est absolue
dans tous les sens.

III. — Enchevillement.

La réunion des fragments se fait avec des *chevilles*, d'os ou
d'ivoire, avec des clous ou des vis métalliques. C'est aux chevilles que l'on donne la préférence, et les meilleures sont celles
qui sont taillées dans un os d'animal fraîchement tué ou dans

un os d'homme (amputation). Comme ces dernières sont difficiles à avoir, le mieux est de se munir de *chevilles d'ivoire*.

Pour les faire pénétrer dans l'os il faut leur préparer la voie, en creusant le trajet avec un perforateur, de volume, bien entendu, moindre que celui de la cheville.

L'enchevillement est *transfragmentaire* (périphérique) ou *central*.

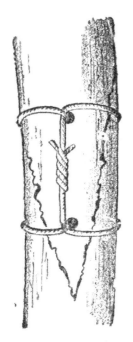

Fig. 189. — *Ligature en cadre* (troisième temps). (Lejars.)

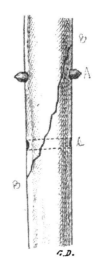

Fig. 190. — *Enchevillement transfragmentaire total.* A, cheville mise en place ; B, trait de fracture ; C, canal destiné à recevoir une deuxième cheville. (Monod et Vanverts.)

1° *Enchevillement transfragmentaire.* Il peut, lui-même, être *total* ou *partiel*. Dans l'*enchevillement transfragmentaire total*, la cheville traverse de part en part les deux fragments osseux en contact, et même elle émerge un peu aux deux surfaces opposées de l'os. Plusieurs chevilles sont d'ailleurs nécessaires (fig. 190).

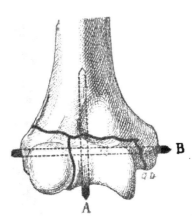

Fig. 191. — *Enchevillement mixte, en croix, d'une fracture sus et intercondylienne de l'extrémité inférieure de l'humérus* (d'après Lejars). A, cheville verticale, transfragmentaire partielle clouant la trochlée à l'humérus; B, cheville transversale, transfragmentaire totale. (Monod et Vanverts.)

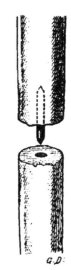

Fig. 192. — *Enchevillement central.* La cheville a été introduite dans le canal médullaire de l'un des fragments. (Monod et Vanverts.)

Au contraire, dans l'*enchevillement transfragmentaire partiel*, la cheville pénètre à la périphérie de l'un des fragments. et se perd dans la partie centrale de l'autre. Les deux procédés peuvent d'ailleurs être combinés (fig. 191).

2° *Enchevillement central* (interfragmentaire). — Ici la cheville pénètre, *à frottement dur*, dans le canal médullaire des deux fragments en contact. Il faut qu'elle soit assez longue pour empêcher toute inclinaison (fig. 192).

Dans certains cas, la diaphyse a subi une perte de substance telle qu'il est impossible de rapprocher les deux fragments ; on peut alors mettre une *cheville centrale* très longue, fixée solidement dans le canal médullaire de chacun d'eux (fig. 193) ; c'est l'*enchevillement à distance* (1).

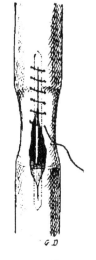

Fig. 193. — *Enchevillement à distance.* Le périoste est suturé pour engainer la cheville qui réunit les deux fragments osseux. (Monod et Vanverts.)

IV. — Engainement.

Engainement (méthode de Senn). — On se sert d'un bracelet ou d'un cylindre d'os de veau de longueur variable.

On introduit dans ce bracelet ou dans ce cylindre, successivement, les deux extrémités osseuses fracturées. Le foyer de la fracture est ainsi entouré d'une gaine artificielle qui, si elle est bien ajustée, empêche tout déplacement.

V. — Enclavement.

Cette méthode consiste à enfoncer l'extrémité d'un fragment. façonné en tesson bien régulier, dans le canal médullaire de l'autre, à une profondeur d'environ 2 centimètres.

VI. — Prothèse au moyen de plaques.

Les deux fragments sont réunis grâce à une véritable attelle latérale formée par une *plaque d'aluminium* ou *de nickel*, de

(1) De ces procédés, il faut rapprocher celui de M. Dujarier qui emploie des agrafes, ayant la forme des deux chevilles réunies par une tige horizontale.

dimensions variables (8 à 10 centimètres de long sur 1 à 2 centimètres de large), concave par sa face profonde, convexe par sa face superficielle et percée d'orifices qui permettent de la fixer à l'os par des clous ou des vis.

On fait au niveau de la fracture ou de la pseudarthrose une

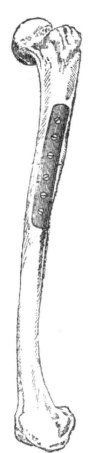

large incision, jusqu'à l'os. Le périoste est décollé. La plaque est appliquée à la surface de l'os et fixée par un nombre plus ou moins considérable de vis (fig. 194). Le périoste est rabattu par-dessus. Il faut avoir soin, bien entendu, de fixer la plaque en un point, où, même si elle se mobilise légèrement, elle ne pourra blesser aucun organe vasculo-nerveux.

Ostéo-synthèse en particulier.

Les notions générales que nous venons d'exposer nous permettent d'être bref. Aussi ne décrirons-nous que la suture de l'olécrane, qui seule présente quelques particularités.

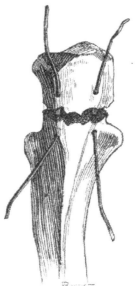

Suture de l'olécrane. —

Fig. 194. — Attelle en aluminium réunissant les deux fragments d'une fracture du fémur. (Monod et Vanverts.)

Nous décrirons trois procédés de suture de l'olécrane parce que cha-

Fig. 195. — Suture de l'olécrane, par deux fils passant verticalement dans les deux fragments.

cun d'eux peut s'appliquer à une variété anatomique de fracture.

I. **Suture verticale** (¹). — Le foyer de la fracture étant mis

(1) Fracture à deux fragments, le supérieur assez volumineux pour permettre le passage des deux fils d'argent.

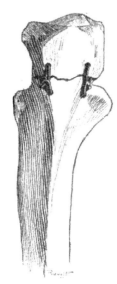

Fig. 196. — Suture verticale de l'olé-crane. Les deux fils sont noués et rabat-tus sur le côté.

à nu et détergé des caillots qu'il contient, on passe successivement dans les deux frag-ments, deux fils d'argent. Avec un perfora-teur on fait, d'abord dans le fragment infé-rieur, puis dans le supérieur, deux conduits destinés à recevoir ces fils. Les orifices de pénétration se trouvent à 8 ou 10 millimètres de la section osseuse; les orifices de sortie, en pleine surface de section, à 2 ou 3 mill-imètres *devant le cartilage articulaire*; la direction des fils, dans chaque fragment, est donc oblique de la surface extérieure vers la surface de section. Il faut avoir soin, bien entendu, à ce que, sur cette dernière, les orifices de sortie supérieurs et inférieurs soient bien en regard les uns des autres (fig. 195).

L'avant-bras est étendu, les fragments sont

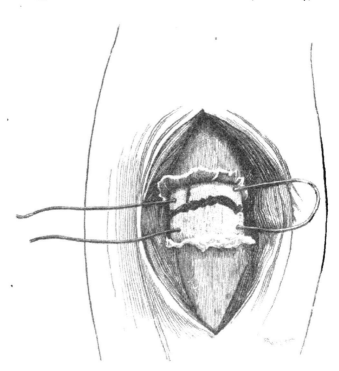

Fig. 197. — Suture de l'olécrane par le procédé du cerclage, dans une fracture à trois fragments. Un seul fil, en anse, passe transversalement dans les fragments supérieur et inférieur.

rapprochés par un aide et l'opérateur serre les fils, en les tordant. Ils sont coupés alors à 3 ou 4 millimètres de l'os, infléchis et rabattus sur lui (fig. 196).

Quelques fils superficiels ou un surjet, unissent les éléments fibro-périostiques par-dessus la suture osseuse.

II. Suture transversale osseuse. — Cerclage (¹). —
Les deux fragments sont perforés cette fois *de dehors en dedans*. Un seul fil passe *transversalement* dans le fragment inférieur, puis dans le supérieur (fig. 197). Son *anse* se trouve sur le côté interne, les deux chefs libres sont noués sur le côté externe, infléchis et rabattus au contact de l'os.

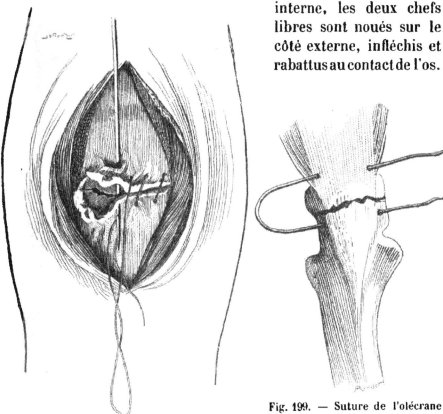

Fig. 198. — Suture de l'olécrane. Un surjet au catgut recouvre la suture osseuse, en unissant les deux lèvres périostiques.

Fig. 199. — Suture de l'olécrane par un seul fil, en anse, mais dont la branche supérieure passe transversalement dans le tendon du triceps.

Un surjet au catgut suture le périoste par-dessus la suture osseuse et couvre le fil d'argent (fig. 198).

III. Suture transversale, fibro-osseuse. — Hémi-

(1) Fracture où le fragment supérieur est double, parfois aussi l'inférieur (Voir notre fig. 196).

cerclage (¹). — Cette suture est exactement la même que la précédente, avec cette seule différence que le fil au lieu de traverser, en haut, le fragment supérieur, traverse transversalement, le tendon du triceps (fig. 199).

(1) Le fragment supérieur est trop petit pour recevoir un fil d'argent.

TABLE DES MATIÈRES

CHIRURGIE DU THORAX

**Sein. — Parois thoraciques. — Plèvre. — Poumon.
Médiastins. — Organes abdominaux**

CHIRURGIE DU MEMBRE SUPÉRIEUR

Nerfs. — Gaines synoviales. — Os et Articulations.

Découverte des nerfs

Gaines synoviales.

Os et articulations.

61 287. — Paris. Imprimerie Lahure, 9, rue de Fleurus.

16

IV

MASSON ET Cie, ÉDITEURS

LIBRAIRES DE L'ACADÉMIE DE MÉDECINE

120, BOULEVARD SAINT-GERMAIN, PARIS — VIe ARR.

N° 558.   Avril 1908.

RÉCENTES PUBLICATIONS MÉDICALES[1]

Pratique
Médico-Chirurgicale

MÉDECINE ET CHIRURGIE GÉNÉRALES ET SPÉCIALES
OBSTÉTRIQUE, PUÉRICULTURE, HYGIENE
MÉDECINE LÉGALE, ACCIDENTS DU TRAVAIL, PSYCHIATRIE
CHIMIE ET BACTÉRIOLOGIE CLINIQUES, ETC.

Directeurs :

E. BRISSAUD, A. PINARD, P. RECLUS

Secrétaire Général : **HENRY MEIGE**

Collaborateurs :

ALLARD, BACH, BAUER, BAUMGARTNER, BOIX, BONNIER
BOUFFE DE ST-BLAISE, BOURGES, BRÉCY, CARRION, CHEVASSU, CHEVRIER
CLERC, COUVELAIRE, CROUZON, DOPTER, DUVAL, ENRIQUEZ
FAURE, FEINDEL, FIEUX, FORGUE, FRUHINSHOLZ, GOSSET, R. GRÉGOIRE
GRENET, HALLION, HERBET, JEANBRAU, KENDIRDJY, LABEY, LAPOINTE
LARDENNOIS, LAUNAY, LECÈNE, LENORMANT, LEPAGE
LEREBOULLET, LONDE, DE MASSARY, H. MEIGE, MORAX, MOUTIER, OUI
PARISET, PÉCHIN, PIQUAND, POTOCKI, RATHERY, SAUVEZ
SAVARIAUD, SCHWARTZ, SÉE, SICARD, SOUQUES, TOLLEMER, TRÉMOLIÈRES
TRENEL, VEAU, WALLICH, WIART, WURTZ

*Six volumes in-8°, formant ensemble 5.700 pages, illustrés de
1.231 figures, demi-reliure amateur, tête dorée.*

Prix de l'ouvrage complet. . . **110 francs**

(1) Sur demande, *la Librairie Masson et Cie* envoie *gratuitement les cata-
logues suivants.* — Catalogue général. — Catalogues de l'Encyclopédie
scientifique des Aide-Mémoire. — *I. l'Ingénieur.* — *II. le Biologiste.*
Les livres de plus de 5 francs sont expédiés franco au prix du Catalogue.
Les volumes de 5 francs et au-dessous sont augmentés de 10 °/. pour le port.
Toute commande doit être accompagnée de son montant.

COLLECTION DE PRÉCIS MÉDICAUX

Cette nouvelle collection s'adresse aux étudiants, pour la préparation aux examens, et à tous les praticiens qui, à côté des grands Traités, ont besoin d'ouvrages concis, mais vraiment scientifiques, qui les tiennent au courant. D'un format maniable, élégamment cartonnés en toile anglaise souple, ces livres sont abondamment illustrés, ainsi qu'il convient à des livres d'enseignement.

Physique Biologique
par G. WEISS, professeur agrégé à la Faculté de Paris, ingénieur des Ponts et Chaussées. 1 vol. de 528 pages. avec 543 figures . . . . . **7 fr.**

Physiologie
par MAURICE ARTHUS, professeur à l'Université de Lausanne (Suisse). *Deuxième édition.* 1 vol. de XVI-764 pages, avec 122 figures. . . **9 fr.**

Chimie physiologique
par MAURICE ARTHUS, *Cinquième édition.* 1 vol. de 427 pages, avec 109 figures et 2 planches hors texte . . . . **6 fr.**

Dissection
par P. POIRIER, professeur, et AMÉDÉE BAUMGARTNER, prosecteur à la Faculté de Paris. 1 vol. de XX-280 pages, avec 169 figures . **6 fr.**

Microbiologie clinique
par F. BEZANÇON, agrégé à la Faculté de Paris. 1 vol. de XVI-249 pages. avec 82 figures . . . . **6 fr.**

Examens de Laboratoire
employés en clinique, par L. BARD, professeur de clinique médicale à l'Université de Genève, avec la collaboration de MM. G. MALLET et H. HUMBERT, 1 vol. in-8° de XX-628 pages . . . . **9 fr.**

Diagnostic médical et exploration clinique
par P. SPILLMANN et P. HAUSHALTER professeurs et L. SPILLMANN, professeur agrégé à l'Université de Nancy. 1 vol. de XII-532 pages, avec 153 figures . . . . **7 fr.**

Médecine infantile
par P. NOBÉCOURT, agrégé à la Faculté de Paris. 1 vol. de IX-743 pages, avec 77 figures et 1 planche hors texte. . . . . **9 fr.**

Chirurgie infantile
par E. KIRMISSON, professeur à la Faculté de Paris. 1 vol. de X-802 pages, avec 462 figures . . . . **12 fr.**

Médecine légale
par A. LACASSAGNE, professeur à la Faculté de Lyon. 1 vol. de XVI-891 pages, avec 112 figures et 2 planches . . . . **10 fr.**

Ophtalmologie
par le Dr V. MORAX, ophtalmologiste de l'hôpital Lariboisière. 1 vol. de XX-640 pages, avec 339 figures et 3 planches . . . . **12 fr.**

Thérapeutique et Pharmacologie
par A. RICHAUD, professeur agrégé à la Faculté de médecine, docteur ès sciences. 1 vol. petit in-8° de XII-950 pages, avec figures. cartonné toile souple . . . . **12 fr**

Vient de paraître :

QUINZIÈME ÉDITION, ENTIÈREMENT REFONDUE

DU

MANUEL

de

Pathologie Interne

PAR

G. DIEULAFOY

4 vol. in-16, avec figures en noir et en couleurs, cartonnés à l'anglaise. **32** fr.

Clinique Médicale
de l'Hôtel-Dieu de Paris

PAR

G. DIEULAFOY

Professeur de clinique médicale à la Faculté de médecine de Paris,
Médecin de l'Hôtel-Dieu, Membre de l'Académie de médecine.

Vient de paraître :

Cinquième série, 1905-1906 :

1 volume in-8° avec figures dans le texte et 14 planches hors
texte en noir et en couleurs. . . . . **10** fr.

Déjà publiés :
I. — 1896-1897, 1 volume in-8°. . . . . **10** fr.
II. — 1897-1898, 1 volume in-8°. . . . . **10** fr.
III. — 1898-1899, 1 volume in-8°. . . . . **10** fr.
IV. — 1901-1902, 1 volume in-8°. . . . . **10** fr.

Clinique Médicale de l'Hôtel-Dieu
Professeur G. DIEULAFOY

CLINIQUE ET LABORATOIRE
CONFÉRENCES DU MERCREDI

PAR MM.

L. NATTAN-LARRIER et **O. CROUZON**, Chefs de Clinique.
V. GRIFFON et **M. LOEPER**, Chefs de Laboratoire.

1 *vol. in-8° de 330 pages, avec* 37 *fig. et 2 planches hors texte.* **6** *fr.*

G.-M. DEBOVE
Doyen de la Faculté de Médecine, Membre de l'Académie de Médecine.

Ch. ACHARD
Professeur agrégé à la Faculté,
Médecin des Hôpitaux.

J. CASTAIGNE
Professeur agrégé à la Faculté,
Médecin des Hôpitaux.

DIRECTEURS

Manuel
des
Maladies de l'Appareil circulatoire
et du Sang

PAR MM.

Ch. AUBERTIN, L. BRODIER, J. CASTAIGNE, M. COURTOIS-SUFFIT,
Jean FERRAND, André JOUSSET, Marcel LABBÉ
Ch. LAUBRY, M. LOEPER, P. NOBÉCOURT, F. RATHERY
Jules RENAULT, Pierre TEISSIER, H. VAQUEZ.

1 vol. grand in-8° de 844 pages avec figures dans le texte. . **14 fr.**

Dans ce manuel, on trouvera la description des maladies du cœur faite par MM. les professeurs agrégés Teissier, Vaquez, Nobécourt, etc., élèves du professeur Potain devenus des maîtres à leur tour. Les chapitres consacrés aux œdèmes, aux maladies des artères et des veines, complètent très utilement ce livre où l'on trouvera encore décrites pour la première fois d'une manière didactique certaines affections du sang, en particulier les leucocytoses et les leucémies.

Manuel
des
Maladies des Reins
et des Capsules surrénales

PAR MM.

J. CASTAIGNE, E. FEUILLIÉ, A. LAVENANT, M. LOEPER
R. OPPENHEIM, F. RATHERY

1 vol. in-8°, avec figures dans le texte. . . . . **14 fr.**

Ces maladies, qui ont donné lieu à tant de travaux au cours des dernières années, ont été étudiées d'une façon particulièrement documentée tout en restant claire et pratique. Les chapitres consacrés par M. le professeur agrégé Castaigne à la division clinique des néphrites, à l'étude des fonctions rénales, à la tuberculose des reins, à la thérapeutique des néphrites, fourniront aux médecins toute une série de notions pratiques indispensables. De même, l'article consacré par M. le professeur agrégé Loeper et M. le docteur Oppenheim à la pathologie des capsules surrénales met au point toute l'histoire clinique des surrénalites, naguère encore si confuse.

G.-M. DEBOVE
Doyen de la Faculté de Médecine, Membre de l'Académie de Médecine.

Ch. ACHARD | **J. CASTAIGNE**
Professeur agrégé à la Faculté, | Professeur agrégé à la Faculté,
Médecin des Hôpitaux. | Médecin des Hôpitaux.

DIRECTEURS

Manuel
des
Maladies du Tube digestif
Tome I
BOUCHE, PHARYNX, OESOPHAGE, ESTOMAC
PAR
G. PAISSEAU, F. RATHERY, J.-Ch. ROUX
1 vol. grand in-8° de 725 pages avec figures dans le texte . . **14** fr.

Cette première partie comprend les maladies de la bouche et du pharynx que M. Paisseau a décrites minutieusement, les affections de l'œsophage que M. Rathery a su présenter d'une façon aussi intéressante que pratique. Enfin l'étude des maladies de l'estomac, par M. J.-Ch. Roux, constitue la partie capitale de ce volume. Les chapitres consacrés à la sémiologie et à l'étude des dyspepsies rendront les plus grands services aux praticiens, ainsi que ceux relatifs aux rapports des maladies nerveuses avec les affections de l'estomac et à la question souvent si complexe des régimes et des médications au cours des dyspepsies.

Vient de paraître :

Tome II
INTESTIN, PÉRITOINE, GLANDES SALIVAIRES, PANCRÉAS
PAR MM.
M. LOEPER, Ch. ESMONET, X. GOURAUD, L.-G. SIMON, L. BOIDIN et F. RATHERY

1 vol. grand in-8° de 810 pages avec 116 figures dans le texte. **14** fr.

Dans l'article de M. Simon sur les glandes salivaires se trouvent exposées les recherches si intéressantes poursuivies par l'auteur sous la direction du professeur Roger. De même, M. Rathery a su exposer tous les travaux récents qui ont transformé depuis quelques années l'étude clinique des maladies du Pancréas. L'article de M. Boidin est une mise au point de la pathologie du péritoine envisagée surtout au point de vue clinique et thérapeutique. Enfin la plus grande partie de l'ouvrage est consacrée à l'étude de la pathologie intestinale par M. le professeur agrégé Loeper. Bien que ce livre soit avant tout un manuel de pratique courante, le lecteur trouvera dans cet article l'exposé de toutes les recherches nouvelles.

===== MÉDECINE =====

CHARCOT — BOUCHARD — BRISSAUD

BABINSKI — BALLET — P. BLOCQ — BOIX — BRAULT — CHANTEMESSE — CHARRIN
CHAUFFARD — COURTOIS-SUFFIT — CROUZON — DUTIL — GILBERT — GRENET
GUIGNARD — GEORGES GUILLAIN — L. GUINON — GEORGES GUINON — HALLION — LAMY
CH. LAUBRY — LE GENDRE — A. LÉRI — P. LONDE — MARFAN — MARIE
MATHIEU — H. MEIGE — NETTER — OETTINGER — ANDRÉ PETIT — RICHARDIÈRE
H. ROGER — ROGUES DE FURSAC — RUAULT — SOUQUES — THOINOT
THIBIERGE — TOLLEMER — FERNAND WIDAL

OUVRAGE COMPLET

TRAITÉ DE MÉDECINE

DEUXIÈME ÉDITION (ENTIÈREMENT REFONDUE)

PUBLIÉE SOUS LA DIRECTION DE MM.

BOUCHARD	**BRISSAUD**
Professeur à la Faculté de médecine de Paris, Membre de l'Institut.	Professeur à la Faculté de médecine de Paris, Médecin de l'Hôtel-Dieu.

10 volumes grand in-8°, avec figures dans le texte . . . . . 160 fr.

Chaque volume est vendu séparément.

TOME. Ier — 1 vol. grand in-8° de 845 pages, avec figures . . . . **16 fr.**
Les Bactéries. — Pathologie générale infectieuse.— Troubles et maladies de la nutrition. — Maladies infectieuses communes à l'homme et aux animaux.

TOME II. — 1 vol. grand in-8° de 896 pages, avec figures . . . . . . **16 fr.**
Fièvre typhoïde. — Maladies infectieuses. — Typhus exanthématique. — Fièvres éruptives. — Érysipèle. — Diphtérie. — Rhumatisme articulaire aigu. — Scorbut.

TOME III. — 1 vol. grand in-8° de 702 pages, avec figures . . . . . . **16 fr.**
Maladies cutanées. — Maladies vénériennes. — Maladies du sang. — Intoxications.

TOME IV. — 1 vol. grand in-8° de 680 pages, avec figures . . . . **16 fr.**
Maladies de l'estomac — Maladies du pancréas. — Maladies de l'intestin. — Maladies du péritoine. — Maladies de la bouche et du pharynx.

TOME V. — 1 vol. grand in-8° de 943 pages, avec figures en noir et en couleurs . . . . **18 fr.**
Maladies du foie et des voies biliaires. — Maladies du rein et des capsules surrénales. — Pathologie des organes hématopoïétiques et des glandes vasculaires sanguines, moelle osseuse, rate, ganglions, thyroïde, thymus.

TOME VI. — 1 vol. gr. in-8° de 612 pages, avec figures . . . . **14 fr.**
Maladies du nez et du larynx. — Asthme. — Coqueluche. — Maladies des bronches. — Troubles de la circulation pulmonaire. — Maladies aiguës du poumon.

TOME VII. — 1 vol. gr. in-8° de 550 pages, avec figures . . . . **14 fr.**
Maladies chroniques du poumon. — Phtisie pulmonaire. — Maladies de la plèvre. — Maladies du médiastin.

TOME VIII — 1 vol. gr. in-8° de 580 pages, avec figures . . . . **14 fr.**
Maladies du cœur. — Maladies des vaisseaux sanguins.

TOME IX. — 1 vol. gr. in-8° de 1092 pages, avec figures. . . . . **18** fr.

Maladies de l'encéphale. — Maladies de la protubérance et du bulbe. — Maladies intrinsèques de la moelle épinière. — Maladies extrinsèques de la moelle épinière. — Maladies des méninges. — Syphilis des centres nerveux.

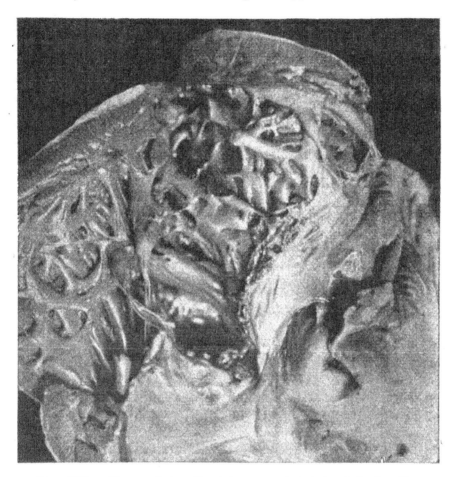

Tome VIII. — Fig. 7. — Endocardite végétante puerpérale de la valvule tricuspide.
(André Petit et F. Rathery).

TOME X ET DERNIER. — 1 vol. grand in-8° de 1048 pages, avec figures en noir et en couleurs et 3 planches hors texte en couleurs . . . . . . **18** fr.

Des Névrites. — Pathologie des différents muscles et nerfs moteurs. — Tics. — Crampes fonctionnelles et professionnelles. — Chorées, Myoclonies. — Maladie de Thomsen. — Paralysie agitante. — Myopathie primitive progressive. — Amyotrophie Charcot-Marie et Werdnig-Hoffmann. — Acromégalie, Gigantisme, Achondroplasie, Myxœdème. — Goitre exophtalmique. — Pathologie du grand sympathique. — Neurasthénie. — Épilepsie. — Hystérie. — Paralysie générale progressive. — Les Psychoses.

Table analytique des 10 volumes.

Vient de paraître :

SEPTIÈME ÉDITION REVUE ET AUGMENTÉE

DU

Traité élémentaire ❤❤❤❤❤❤❤
❤❤❤ de Clinique Thérapeutique

PAR

Le Dr Gaston LYON

Ancien chef de clinique médicale à la Faculté de médecine de Paris.

1 vol. grand in-8° de 1732 pages, relié toile. . . . . **25 fr**

Formulaire Thérapeutique

PAR MM.

G. LYON
Ancien chef de clinique
à a Faculté de médecine.

P. LOISEAU
Ancien préparateur
à l'École supérieure de Pharmacie

AVEC LA COLLABORATION DE

L. Delherm | Paul-Émile Levy

CINQUIÈME ÉDITION REVUE

1 vol. in-18 tiré sur papier indien très mince, relié maroquin souple. **7 fr**

Vient de paraître :

Le Traitement pratique

DE LA

Tuberculose pulmonaire

(Sept conférences faites à l'Hôpital de la Pitié)

PAR

Louis RÉNON

Professeur agrégé à la Faculté de Médecine de Paris
Médecin de la Pitié

1 volume petit in-8° de VIII-260 pages.

TRAITÉ ÉLÉMENTAIRE
de
Clinique Médicale

PAR
G.-M. DEBOVE
Doyen de la Faculté de Médecine de Paris,
Professeur de Clinique médicale,
Médecin des hôpitaux,
Membre de l'Académie de Médecine.

ET

A. SALLARD
Ancien interne des hôpitaux.

1 volume grand in-8° de 1296 pages,
avec 275 figures, relié toile. . **25 fr.**

Condenser en un volume les principales notions théoriques et pratiques nécessaires au diagnostic, tel est le but de ce livre. Outre la description des procédés de recherche et d'exploration par lesquels le médecin s'efforce d'arriver à la rigueur scientifique, les auteurs y exposent, avec l'étude générale des grands syndromes propres à chacun des appareils organiques, le tableau clinique de chaque maladie.

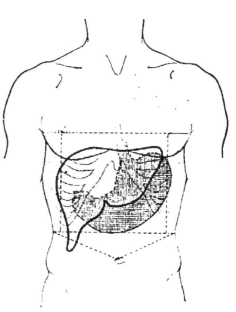

Fig. 168. — Rapports de l'estomac avec le foie et la cage thoracique. Repères permettant de les déterminer par la percussion.

Vient de paraître :

Leçons sur les
Troubles fonctionnels du Cœur
(INSUFFISANCE CARDIAQUE — ASYSTOLIE)
PAR
Pierre MERKLEN
Médecin de l'hôpital Laënnec.
PUBLIÉES PAR
le Dr Jean Heitz

1 volume in-8° de VIII-430 pages, avec figures. . . . . **10 fr.**

Traité
de
Microscopie Clinique

PAR

Dr M. DEGUY
Ancien Interne des Hôpitaux de Paris
Ancien Chef de Laboratoire
a l'Hôpital des Enfants-Malades

A. GUILLAUMIN
Docteur en Pharmacie
Ancien Interne des Hôpitaux de Paris

**1 vol. grand in-8° de 428 pages, avec 38 figures dans le texte,
93 planches en couleurs, relié toile anglaise. 50 fr.**

Cet important ouvrage est en même temps un traité et un atlas, plus un atlas qu'un traité. Essentiellement pratique, il s'adresse à la fois au médecin et au pharmacien et leur rendra, dans l'exercice quotidien de leur profession, les plus grands services pour l'établissement du diagnostic microscopique, ce puissant et indispensable auxiliaire du diagnostic clinique.

Il comprend l'étude des éléments suivants :

Sang — Sérosités pathologiques (cytodiagnostic) — Lait et colostrum. — Matières fécales. — Parasites animaux de l'organisme et leurs œufs. — Teignes cryptogamiques et dermatoses. — Microbes pathogènes. — Crachats. — Conjonctivites. — Flore et maladies de l'appareil génital. — Urines. — Sperme. — Cheveux, poils, fibres et textiles. — Trypanosomes. — Champignons vénéneux.

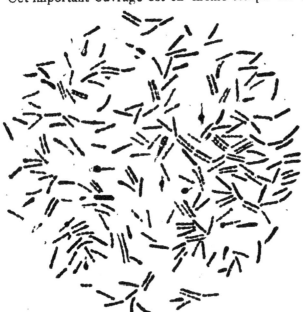

Fig. 29. — Pseudo-diphtérique polymorphe.

Un texte clair et pratique accompagne les 93 planches en couleurs, d'une exactitude scrupuleuse, qui forment le fond de ce superbe et utile ouvrage.

Traité de Physiologie

PAR

J.-P. MORAT
Professeur à l'Université de Lyon.

Maurice DOYON
Professeur adjoint à la Faculté
de Médecine de Lyon.

5 volumes gr. in-8°, avec figures en noir et en couleurs dans le texte.
En souscription : **60 fr.**

TOME I. **Fonctions élémentaires.** — Prolégomènes, contraction.
— Sécrétion, milieu intérieur, avec 194 figures. . . . . **15** fr

TOME II. **Fonctions d'innervation,** avec 263 figures. . . . . **15** fr.

TOME III. **Fonctions de nutrition.** — Circulation. — Calorification,
avec 173 figures . . . . **12** fr.

TOME IV. **Fonctions de nutrition** (*suite et fin*). — Respiration,
excrétion. — Digestion, absorption, avec 167 figures. . . . . . . **12** fr.

Sous presse : TOME V ET DERNIER
Fonctions de relation et de reproduction.

Pathologie générale expérimentale

Les

Processus généraux

PAR LES

Dr CHANTEMESSE
Professeur à la Faculté de Paris.

Dr PODWYSSOTZKY
Professeur à l'Université d'Odessa.

TOME I. — 1 vol. grand in-8°, avec 102 figures en noir et en couleurs. . . . . **22** fr.

TOME II. — 1 vol. grand in-8°, avec 94 figures en noir et en couleurs.. . . . . **22** fr.

Syphilis et Tuberculose

PAR

Émile SERGENT
Médecin des Hôpitaux de Paris.

1 volume in-3° de vi-316 pages.. . . . . **5** fr

Vient de paraître :

Introduction
à l'Etude de la Médecine

Par G.-H. ROGER
Professeur à la Faculté de médecine de Paris,
Médecin de l'hôpital de la Charité.

TROISIÈME ÉDITION REVUE ET CORRIGÉE

1 _volume in-8° de XII-741 pages, avec un lexique des termes techniques._
Broché . . . . **9 fr.** — Cartonné . . . . **10 fr.**

Ce livre, spécialement destiné aux étudiants, en particulier à ceux qui commencent l'étude de la médecine, a pour objet de leur en aplanir les premières difficultés.

Les deux premières éditions de ce livre, malgré leur fort tirage, ont été vite épuisées. Dans la troisième, l'auteur a revu soigneusement chaque chapitre et a remis le texte au courant de la science. La partie consacrée aux maladies infectieuses a été profondément remaniée. Mais l'ouvrage a conservé son caractère primitif. C'est un traité élémentaire destiné aux débutants. C'est aussi un livre de réflexion et d'étude pour les médecins instruits, aimant les idées générales.

Ouvrage complet :

Traité des
Maladies de l'Enfance

Deuxième Édition, revue et augmentée

PUBLIÉE SOUS LA DIRECTION DE MM.

J. GRANCHER	J. COMBY
Professeur à la Faculté de Paris, Membre de l'Académie de médecine.	Médecin de l'Hôpital des Enfants-Malades.

5 volumes grand in-8° . . . . **112 fr.**

TOME I — 1 vol. de 1060 pages, avec fig. . . . . **22** fr.
TOME II — 1 vol. de 964 pages, avec fig. . . . . **22** fr.
TOME III — 1 vol. de 994 pages, avec fig. . . . . **22** fr.
TOME IV — 1 vol. de 1076 pages, avec fig. . . . . **22** fr.
TOME V — 1 vol. de 1196 pages, avec fig.. . . . . **24** fr.

BIBLIOTHÈQUE
d'Hygiène thérapeutique

FONDÉE PAR

le professeur PROUST

Membre de l'Académie de Médecine, Inspecteur général des Services sanitaires

Chaque ouvrage forme un volume cartonné toile
et est vendu séparément : **4** francs.

VOLUMES PARUS

Hygiène du Dyspeptique (2e *édition*). — Hygiène du Neurasthénique (3e *édition*). — Hygiène des Maladies de la Femme. — L'Hygiène du Goutteux (2e *édition*). — L'Hygiène de l'Obèse (2e *édition*). — L'Hygiène des Asthmatiques. — Hygiène et Thérapeutique thermales. — Les Cures thermales. — Hygiène des Albuminuriques. — Hygiène du Tuberculeux (2e *édition*). — Hygiène et Thérapeutique des Maladies de la bouche (2e *édition*). — L'Hygiène des Diabétiques. — L'Hygiène des Maladies du cœur. — Hygiène et Thérapeutique des Maladies des fosses nasales.

Traité d'Hygiène ✦✦✦✦✦✦✦✦✦✦

Par A. PROUST

Professeur à la Faculté de médecine de Paris,
Membre de l'Académie de médecine.

Troisième édition, revue et considérablement augmentée

AVEC LA COLLABORATION DE :

A. NETTER   et   H. BOURGES

Professeur agrégé
Membre du Comité consultatif d'hygiène publique.

Chef du laboratoire d'hygiène à la Faculté
de Médecine.

Ouvrage couronné par l'Institut et la Faculté de Médecine.

1 vol. in-8° de 1240 pages, avec figures et cartes dans le texte, **25** francs.

Les Maladies Populaires

Maladies vénériennes, Alcoolisme, Tuberculose

Par L. RÉNON

Professeur agrégé à la Faculté de Médecine de Paris,
Médecin de l'hôpital de la Pitié, Membre de la Société de Biologie.

Deuxième édition revue et augmentée

1 volume in-8° de VIII-510 pages. . . . . **5** fr.

La Pratique ✦✦✦✦✦✦✦✦✦
✦✦✦✦✦✦ Dermatologique

Traité de Dermatologie appliquée

PUBLIÉ SOUS LA DIRECTION DE MM.

ERNEST BESNIER, L. BROCQ, L. JACQUET

PAR MM.

AUDRY, BALZER, BARBE, BAROZZI, BARTHÉLEMY, BÉNARD, ERNEST BESNIER
BODIN, BRAULT, BROCQ, DE BRUN, COURTOIS-SUFFIT,
DU CASTEL, A. CASTEX, J. DARIER, DEHU, DOMINICI, W. DUBREUILH, HUDELO
L. JACQUET, JEANSELME, J.-B. LAFFITTE, LENGLET, LEREDDE,
MERKLEN, PERRIN, RAYNAUD, RIST, SABOURAUD, MARCEL SÉE, GEORGES
THIBIERGE, THÉMOLIÈRES, VEYRIÈRES.

*4 volumes reliés toile formant ensemble 3870 pages, et illustrés de
823 figures en noir et de 89 planches en couleurs.......* **156** *fr.*
Chaque volume est vendu séparément.

Depuis la publication de la *PRATIQUE DERMATOLOGIQUE*,
les applications électrothérapiques ont acquis une grande impor-
tance. Aussi MM. BESNIER, BROCQ et JACQUET ont-ils fait re-
fondre entièrement, en Janvier 1907, l'article **Electricité**.

On y trouvera maintenant exposées, avec clarté et précision,
les diverses modalités de la cure électrique : courants galva-
niques, électrolyse et ionisation ; courants faradiques et sinusoï-
daux ; franklinisation ; courants de haute fréquence, radiothé-
rapie, etc., etc.

En outre, à chacune des dermatoses justiciables de ces
méthodes, on trouvera les renvois et indications nécessaires.

TOME I. — 1 vol. avec 230 fig. et 24 planches . . . . . . **36** fr.

Anatomie et Physiologie de la Peau. — Pathologie générale de la Peau. — Symptomato-
logie générale des Dermatoses. — Acanthosis nigricans à Ecthyma.

TOME II — 1 vol. avec 168 fig. et 21 planches. . . . . . **40** fr.

Eczéma à Langue.

TOME III. — 1 vol. avec 201 fig. et 19 planches . . . . . **40** fr.

Lèpre à Pityriasis.

TOME IV. — 1 vol. avec 213 fig. et 25 planches . . . . . **40** fr.

Polls à Zona.

MANUEL ÉLÉMENTAIRE
de
Dermatologie ✦✦✦✦✦
✦✦✦✦✦ topographique
régionale

PAR

R. SABOURAUD

Chef du laboratoire de la Ville de Paris
à l'hôpital Saint-Louis.

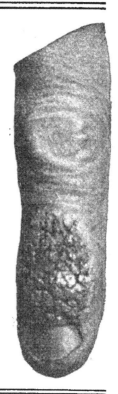

1 volume grand in-8° de XII-736 pages, avec
231 figures dans le texte.

Broché. . . . . **15 fr.** | Relié toile . . . **16 fr.**

Ce livre, le premier ainsi conçu, réalise dans l'étude
des maladies cutanées ce que représentent, pour la
botanique élémentaire, les flores dichotomiques qui
donnent le moyen de reconnaître une plante alors même
qu'on la rencontre pour la première fois.

Thérapeutique des ✦✦✦✦✦✦✦✦✦
✦✦✦✦✦ Maladies de la peau

PAR LE

Dr LEREDDE

Directeur de l'Établissement dermatologique de Paris.

1 vol. in-8° de 700 pages, broché . . . . **10 fr.**

Les Maladies du Cuir chevelu

PAR LE

Dr R. SABOURAUD

Chef du Laboratoire de la Ville de Paris à l'hôpital Saint-Louis.

I. — Maladies séborrhéiques : Séborrhée, Acnés, Calvitie

1 vol. in-8°, avec 91 figures dont 40 aquarelles en couleurs. **10 fr.**

**II. — Maladies desquamatives : Pytiriasis et Alopécies
pelliculaires**

1 vol. in-8°, avec 122 fig. dans le texte en noir et en couleurs. **22 fr.**

Vient de paraître :

Abrégé d'Anatomie

PAR

P. POIRIER	**A. CHARPY**
Professeur d'Anatomie	Professeur d'Anatomie
à la Faculté de Médecine de Paris.	à la Faculté de Médecine de Toulouse.

B. CUNÉO
Professeur agrégé à la Faculté de Médecine de Paris.

CONDITIONS DE PUBLICATION

L'*Abrégé d'Anatomie* formera trois volumes qui ne seront point vendus séparément.

Deux volumes sont en vente à la date de ce jour, le tome III paraîtra en mai 1908.

DÉTAIL DES VOLUMES

Tome I. — **EMBRYOLOGIE — OSTÉOLOGIE — ARTHRO-LOGIE — MYOLOGIE.**

1 vol. grand in-8° de 560 pages avec 402 fig. en noir et en couleurs.

Tome II. — **CŒUR — ARTÈRES — VEINES LYMPHA-TIQUES — CENTRES NERVEUX — NERFS CRANIENS — NERFS RACHIDIENS.**

1 vol. grand in-8° de 500 pages avec 248 fig. en noir et en couleurs.

Ces deux volumes pris ensemble, reliés toile anglaise. **35** *fr.*
Reliure spéciale, dos maroquin. **38** *fr.*

Pour paraître en 1908 :

Tome III. — **TUBE DIGESTIF ET ANNEXES — ORGANES RESPIRATOIRES — APPAREIL URINAIRE — ORGANES GÉNITAUX DE L'HOMME ET DE LA FEMME — ORGANES DES SENS.**

1 vol. grand in-8° d'environ 650 pages et 300 figures.

Ce volume sera mis en vente au prix de **15** *fr. relié toile et de* **17** *fr. relié maroquin.*

A dater de la publication du tome III, les tomes I et II ne seront plus vendus séparément.

OUVRAGE COMPLET

Traité
d'Anatomie Humaine

PUBLIÉ SOUS LA DIRECTION DE

P. POIRIER   ET   **A. CHARPY**

Professeur d'anatomie à la Faculté de
médecine de Paris. Chirurgien des hôpitaux.

Professeur d'anatomie à la Faculté
de médecine de Toulouse.

AVEC LA COLLABORATION DE

O. AMOEDO — A. BRANCA — A. CANNIEU — B. CUNÉO — G. DELAMARE — PAUL DELBET
A. DRUAULT — P. FREDET — GLANTENAY
A. GOSSET — M. GUIBÉ — P. JACQUES — TH. JONNESCO — E. LAGUESSE
L. MANOUVRIER — M. MOTAIS — A. NICOLAS — P. NOBÉCOURT — O. PASTEAU — M. PICOU
A. PRENANT — H. RIEFFEL — CH. SIMON — A. SOULIÉ

5 volumes grand in-8°, avec figures noires et en couleurs. **180 fr.**

TOME I. — (2° *édition refondue*) : Introduction. Notions d'embryologie.
Ostéologie. Arthrologie, *avec 807 figures*. . . . . **20** fr.

TOME II. — 1ᵉʳ Fasc. (2° *édition refondue*) : Myologie, *avec 331 fig*. . **12** fr.

2° Fasc. (2° *édition refondue*) : Angéiologie. Cœur et Artères. Histologie,
avec 150 figures. . . . . **8** fr.

3° Fasc. (2° *édition refondue*) : Angéiologie. Capillaires. Veines, *avec
83 figures*. . . . . **6** fr.

4° Fasc. : Les Lymphatiques, *avec 117 figures*. . . . . **8** fr.

TOME III. — 1ᵉʳ Fasc. (2° *édition refondue*) : **Système nerveux**. Méninges.
Moelle. Encéphale. Embryologie. Histologie, *avec 265 figures*. . . **10** fr.

2° Fasc. (2° *édition refondue*) : **Système nerveux**. Encéphale, *avec
131 figures*. . . . . **10** fr.

3° Fasc. (2° *édition refondue*) : **Système nerveux**. Les Nerfs. Nerfs crâniens.
Nerfs rachidiens, *avec 228 figures*. . . . . **12** fr.

TOME IV. — 1ᵉʳ Fasc. (2° *édition refondue*) : **Tube digestif**, *avec 201 fig*. **12** fr.

2° Fasc. (2° *édition refondue*) : **Appareil respiratoire**, *avec 121 fig*. . **6** fr.

3° Fasc. (2° *édition refondue*) : **Annexes du tube digestif. Péritoine**. *1 vol.
avec 448 figures*. **16** fr.

TOME V. — 1ᵉʳ Fasc. : **Organes génito-urinaires** (2° *édition revue*), *avec
431 figures*. . . . . **20** fr.

2° Fasc. : **Les Organes des sens. Les Glandes surrénales**, *avec 544 figures*. . . . . **20** fr.

TRAITÉ
de
GYNÉCOLOGIE
Clinique et Opératoire
PAR Samuel POZZI

Professeur de Clinique gynécologique à la Faculté de Médecine de Paris,
Membre de l'Académie de Médecine, Chirurgien de l'hôpital Broca.

QUATRIÈME ÉDITION ENTIÈREMENT REFONDUE
AVEC LA COLLABORATION DE F. JAYLE

2 vol. grand in-8° formant ensemble 1500 pages avec 894 figures
dans le texte. Reliés toile . . . . **40** fr.

Tome I. — Asepsie et Antisepsie. — Anesthésie. — Moyens de
réunion et d'hémostase. — Exploration gynécologique. — Métrites. —
Adénomes et adénomyomes de l'utérus. — Cancer de l'utérus. —
Sarcomes et endothéliomes de l'utérus. — Tumeurs utérines d'origine
placentaire. — Déviations de l'utérus. — Prolapsus des organes génitaux. — Inversion de l'utérus. — Difformités du col de l'utérus. —
Atrésie. — Sténose. — Atrophie. — Hypertrophie.

Vient de paraître :

Tome II. — Des troubles de la menstruation ; inflammation des
annexes de l'utérus ;
péri-métro-salpingite ;
kystes de l'ovaire ;
tumeurs solides de
l'ovaire ; tumeurs des
trompes et des liga-
ments ; tuberculose
génitale ; hématocèle
pelvienne ; grossesse
extra-utérine ; vagi-
nites ; tumeurs du
vagin ; fistules vagi-
nales ; vaginisme ; dé-
chirures du périnée ;
inflammation ; œdème,

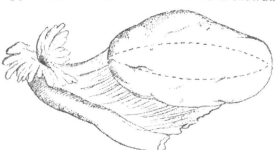

Fig. 583. — Résection de l'ovaire.
Tracé de l'incision au bistouri.

gangrène ; érysipèle, eczéma, herpès de la vulve ; esthiomène de la
vulve ; tumeurs de la vulve ; kystes et abcès des glandes de Bartho-
lin ; prurit vulvaire, coccygodynie ; plaies de la vulve et du vagin,
sténoses et atrésies acquises, corps étrangers ; leucoplasie ; krauro-
sis vulvæ ; malformations des organes génitaux ; accidents de rétention
consécutifs aux atrésies génitales ; index analytique ; table des noms
propres.

*Le tome II formant un volume de 733 pages avec 368 figures dans le
texte, relié toile, est vendu aux acheteurs du tome I* . . . . . **15** fr.

A dater de ce jour le tome I n'est plus vendu séparément

Précis ⚜ ⚜ ⚜ ⚜ ⚜ ⚜ ⚜ ⚜

⚜ ⚜ ⚜ ⚜ d'Obstétrique

PAR MM.

A. RIBEMONT-DESSAIGNES

Agrégé de la Faculté de médecine
Accoucheur de l'hôpital Beaujon
Membre de l'Académie de médecine.

G. LEPAGE

Professeur agrég à la Faculté de médecine
de Paris
Accoucheur de l'hôpital de la Pitié.

SIXIÈME ÉDITION

AVEC 568 FIGURES DANS LE TEXTE, DONT 400 DESSINÉES PAR M. RIBEMONT-DESSAIGNES

1 vol. grand in-8° de 1420 pages, relié toile **30** fr.

Cette nouvelle édition du **Précis d'obstétrique** est le résultat d'un remaniement complet. En supprimant la presque totalité des notions anatomophysiologiques concernant l'appareil génital de la femme et en procédant à une révision soigneuse des figures et du texte, les auteurs ont pu, sans augmenter le volume : 1° ajouter un certain nombre de figures nouvelles ; 2° développer certaines questions de pratique, telles que celles des complications et hémorragies de la délivrance, des infections puerpérales, des ruptures de l'utérus, de l'ophtalmie purulente des nouveau-nés, etc. ; mettre au point la plupart des questions importantes ; 3° traiter des sujets nouveaux, tels que l'application de la radiographie à l'obstétrique. A la pathologie médicale du nouveau-né ont été ajoutées des notions sommaires sur la pathologie chirurgicale de l'enfant qui vient de naître.

Vient de Paraître.

Iconographie ⚜ ⚜ ⚜ ⚜ ⚜ ⚜

⚜ ⚜ ⚜ ⚜ ⚜ ⚜ ⚜ Obstétricale

Par A. RIBEMONT-DESSAIGNES

Professeur agrégé à la Faculté de Médecine de Paris
Accoucheur de la Maternité de Beaujon
Membre de l'Académie de Médecine

FASCICULE I

Rétention du Fœtus mort dans l'Utérus avec intégrité des membranes

12 planches en couleurs gr. in-8, avec texte explicatif et observations . . . . **12** fr.

FASCICULE II

Anomalies et Monstruosités Fœtales

12 planches en couleurs gr. in-8°, avec texte explicatif et observations . . . . **12** fr.

Vient de paraître :

Petite Chirurgie Pratique

PAR

TH. TUFFIER | **P. DESFOSSES**
Professeur agrégé à la Faculté de Médecine de Paris, Chirurgien de l'hôpital Beaujon. | Ancien interne des hôpitaux de Paris Chirurgien du Dispensaire de la Cité du Midi

DEUXIÈME ÉDITION, REVUE ET AUGMENTÉE

1 vol. petit in-8° de VIII-568 pages, avec 353 figures, cartonné à l'anglaise. **10 fr.**

Le but de ce livre est d'exposer aussi clairement que possible les éléments de petite chirurgie indispensables à l'infirmière, à l'étudiant, au praticien.

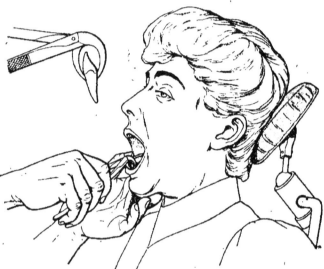

Les remaniements de cette édition portent sur plus du cinquième du livre.

Les additions comprennent le *pansement des brûlures*, les *greffes dermo - épidermiques*, *l'anesthésie par la stovaïne*, la *méthode de Bier*, *la gymnastique de la respiration et du maintien*, etc...

Fig. 346. — Extraction d'une incisive inférieure.

Les médecins de campagne sont dans la nécessité de s'occuper de la bouche de leurs malades ; le Dr Neveu a écrit pour eux un chapitre très substantiel sur les *extractions dentaires* et l'*hygiène de la bouche et des dents.*

Vient de paraître

Guide anatomique aux Musées de Sculpture

PAR

A. CHARPY | **L. JAMMES**
Professeur d'Anatomie à la Faculté de Médecine de Toulouse. | Professeur adjoint à l'Université de Toulouse.

1 vol. petit in-8° de VIII-112 pages, avec figures. . . . . **2 fr.**

Ce guide n'a point pour but d'apprendre l'anatomie aux artistes : il se propose simplement de permettre aux visiteurs de musées d'étudier avec fruit et de comprendre les œuvres de sculpture.

Vient de paraître :

Deuxième Édition
entièrement refondue
·DU

Traité de
Technique Opératoire

PAR

CH. MONOD	**J. VANVERTS**
Professeur agrégé à la Faculté de Médecine de Paris,	Ancien chef de clinique à la Faculté de Lille, Ancien interne lauréat des hôpitaux de Paris,
Chirurgien honoraire des hôpitaux Membre de l'Académie de Médecine.	Membre corresp. de la Société de Chirurgie.

❦ ❦ ❦

Tome Premier

1 vol. grand in-8° de XII-1016 pages, avec 1189 figures dans le texte. **20 fr.**

❦ ❦ ❦

La deuxième édition du **Traité de Technique Opératoire** paraîtra en deux volumes.

———

Le Tome I est vendu 20 francs. — Le Tome II, actuellement sous presse, sera vendu 18 francs.

———

A dater de l'apparition du Tome II, le Tome I ne sera plus vendu séparément et le prix de l'ouvrage complet sera porté à 40 francs.

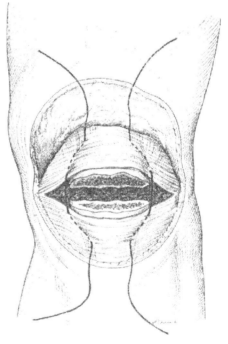

FIG. 256. — **Fracture** de la rotule. Double suture fibro-périostique laterale (Blake).

CINQUIÈME ÉDITION ENTIÈREMENT REVUE

DU

Traité de Chirurgie d'urgence

PAR

Félix LEJARS

Professeur agrégé à la Faculté de médecine de Paris
Chirurgien de l'hôpital Saint-Antoine, Membre de la Société de chirurgie.

1 volume grand in-8° de 1140 pages, avec 904 figures, et 20 planches hors texte.

Relié toile. . . . . **30 fr.**

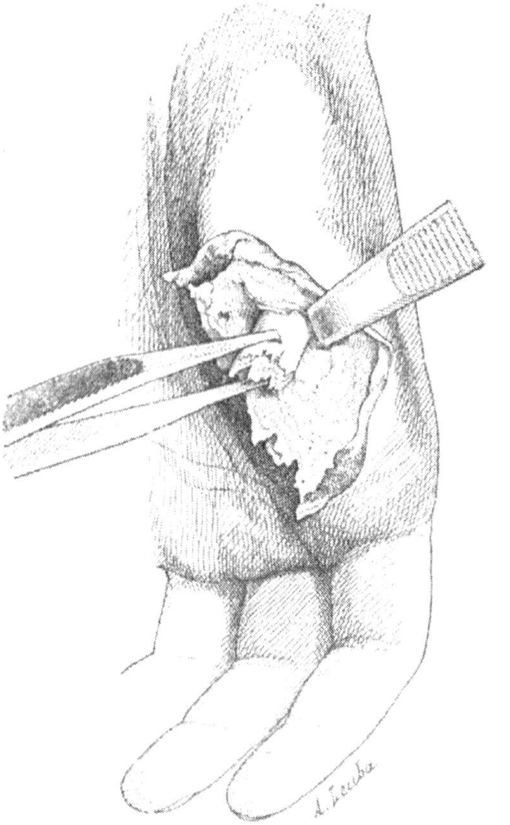

Fig. 827. — Écrasement total du pouce, relèvement des parties molles saines, dénudation du bout de la première phalange.

On s'est attaché, dans cette 5ᵉ édition, à reviser et à compléter la plupart des chapitres, et à enrichir l'illustration, sans grossir l'ouvrage. Quelques additions ont trait à la *saignée*, aux *fractures des côtes* et *du sternum*, à la *jéjunostomie*, à la *décapsulation du rein;* les questions de chirurgie courante et de pratique commune ont été surtout remaniées : c'est ainsi que le *traitement des fractures*, auquel la loi sur les accidents du travail a donné une actualité nouvelle, et, en particulier, celui des *fractures du bras et de l'avant-bras, de la jambe, de la main et du pied, du rachis*, a été repris et détaillé ; que celui des *panaris*, du *phlegmon du cou*, des *diverses suppurations* a été l'objet de nouveaux développements. On s'est efforcé que ce livre devînt, mieux encore, utile à tous.

On y trouvera 90 figures et 4 planches hors texte nouvelles.

Précis de ✿✿✿✿✿✿✿✿✿✿✿✿✿✿ ✿✿✿✿✿✿ Technique opératoire

PAR

LES PROSECTEURS DE LA FACULTÉ DE MÉDECINE DE PARIS

Avec Introduction par le professeur Paul Berger

Le *Précis de Technique opératoire* est divisé en 7 volumes.

Pratique courante et Chirurgie d'urgence, par VICTOR VEAU, 2ᵉ *édition.* — **Tête et cou,** par CH. LENORMANT (2ᵉ *édition*). — **Thorax et membre supérieur,** par A. SCHWARTZ (2ᵉ *édition*). —**Abdomen,** par M. GUIBÉ (2ᵉ *édition*). — **Appareil urinaire et appareil génital de l'homme,** par PIERRE DUVAL (2ᵉ *édition*). — **Membre inférieur,** par GEORGES LABEY. — **Appareil génital de la femme,** par R. PROUST.

Chaque volume, cart. toile et illustré d'environ 200 fig., la plupart originales. . . . **4 fr. 50**

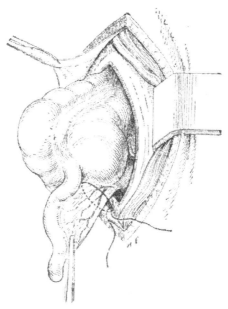

Ligature du méso-appendice.

Manuel de Pathologie externe

Par MM. RECLUS, KIRMISSON, PEYROT, BOUILLY

Professeurs et agrégés à la Faculté de Paris, Chirurgiens des Hôpitaux

Septième édition, entièrement refondue et largement illustrée

I. **Maladies des tissus et des organes,** par le Pʳ P. RECLUS.
II. **Maladies des régions, Tête et Rachis,** par le Pʳ KIRMISSON.
III. **Maladies des régions, Poitrine, Abdomen,** par le Dʳ PEYROT.
IV. **Maladies des régions, Organes génito-urinaires,** par le Dʳ BOUILLY.

4 volumes in-8°, avec nombreuses figures dans le texte . **40 fr.**
Chaque volume séparément. **10 fr.**

L'ŒUVRE MÉDICO-CHIRURGICAL (Dr CRITZMAN, Directeur)

Suite de Monographies Cliniques

SUR LES QUESTIONS NOUVELLES

EN MÉDECINE, EN CHIRURGIE ET EN BIOLOGIE

Chaque Monographie est vendue séparément. . . . . **1 fr. 25**

Il est accepté des Abonnements pour une série de 10 Monographies consécutives, au prix à forfait et payable d'avance de **10** francs pour la France et **12** francs pour l'Etranger (port compris).

DERNIÈRES MONOGRAPHIES PUBLIÉES :

31. **Les Leucocytes.** *Technique (Hématologie, Cytologie)*, par MM. le professeur COURMONT et F. MONTAGNARD.
32. **La Médication hémostatique,** par le Dr P. CARNOT, Dr ès sciences.
33. **L'Elongation trophique,** par le docteur A. CHIPAULT.
34. **Le Rhumatisme tuberculeux** (*pseudo-rhumatisme d'origine bacillaire*), par le professeur Antonin PONCET et Maurice MAILLAND.
35. **Les Consultations de nourrissons,** par Ch. MAYGRIER, agrégé.
36. **La Médication phosphorée,** par le Pr GILBERT et le Dr POSTERNAK.
37. **Pathogénie et traitement des névroses intestinales,** par le Dr GASTON LYON.
38. **De l'Énucléation des fibromes utérins,** par Th. TUFFIER, professeur agrégé, chirurgien de l'hôpital Beaujon.
39. **Le Rôle du sel en pathologie,** par Ch. ACHARD, professeur agrégé.
40. **Le Rôle du sel en thérapeutique,** par Ch. ACHARD.
41. **Le Traitement de la Syphilis,** par le professeur E. GAUCHER.
42. **Tics,** par le Dr HENRY MEIGE.
43. **Diagnostic de la Tuberculose par les nouveaux procédés de laboratoire,** par le Dr NATTAN-LARRIER.
44. **Traitement de l'hypertrophie prostatique par la prostatectomie,** par R. PROUST, professeur agrégé à la Faculté de Paris.
45. **De la Lactosurie** (*Études urologiques de médecine comparée sur les états de grossesse, de puerpéralité et de lactation chez la femme et les femelles domestiques*) par M. CH. PORCHER, professeur à l'Ecole vétérinaire de Lyon.
46. **Les Gastro-entérites des nourrissons,** par A. LESAGE, médecin de l'Hôpital des Enfants (Hérold).
47. **Le Traitement des Gastro-entérites des nourrissons et du Choléra infantile,** par A. LESAGE.
48. **Les Ions et les médications ioniques** par S. LEDUC, professeur à l'Ecole de médecine de Nantes.
49. **Physiologie de l'acide urique,** par P. FAUVEL, docteur ès sciences, professeur à l'Université catholique d'Angers.
50. **Le Diagnostic fonctionnel du cœur,** par W. JANOWSKI, professeur agrégé à l'Académie médicale de Saint-Pétersbourg.
51. **Les Arriérés scolaires,** par R. CRUCHET, professeur agrégé à la Faculté de Médecine de Bordeaux.
52. **Artério-Sclérose et Athéromasie,** par le professeur TEISSIER, professeur à l'Université de Lyon.

Encyclopédie Scientifique ✦ ✦ ✦ ✦ ✦ ✦

✦ ✦ ✦ ✦ ✦ des Aide-Mémoire

Publiée sous la direction de **H. LÉAUTÉ,** Membre de l'Institut

Au 1ᵉʳ Mai 1908, 388 VOLUMES publiés

Chaque ouvrage forme un volume petit in-8°, vendu : Broché, **2 fr. 50**
Cartonné toile, **3 fr.**

DERNIERS VOLUMES PUBLIÉS DANS LA SECTION DU BIOLOGISTE

MALADIES DES VOIES URINAIRES, URÈTRE, VESSIE, par le Dʳ Bazy, chirurgien des hôpitaux, membre de la Société de chirurgie, 4 vol.
    I. *Moyens d'exploration et traitement.* 2ᵉ édition. II. *Sémiologie.* III. *Thérapeutique générale. Médecine opératoire.* IV. *Thérapeutique spéciale.*

GUIDE DE L'ÉTUDIANT A L'HOPITAL, par A. Bergé, interne des hôpitaux. 2ᵉ édit.

BIOLOGIE GÉNÉRALE DES BACTÉRIES, par le Dʳ E. Bodin, professeur de Bactériologie à l'Université de Rennes.

LES BACTÉRIES DE L'AIR, DE L'EAU ET DU SOL, par E. Bodin.

LES CONDITIONS DE L'INFECTION MICROBIENNE ET L'IMMUNITÉ, par E. Bodin.

L'OREILLE, par Pierre Bonnier, 5 vol.
    I. *Anatomie de l'oreille.* II. *Pathogénie et mécanisme.* III. *Physiologie : Les Fonctions.* IV. *Symptomatologie de l'oreille.* V. *Pathologie de l'oreille.*

PRÉCIS ÉLÉMENTAIRE DE DERMATOLOGIE, par MM. Brocq et Jacquet, médecins des hôpitaux de Paris. 2ᵉ édition, entièrement revue. 5 vol.
    I. *Pathologie générale cutanée.* II. *Difformités cutanées, éruptions artificielles, dermatoses parasitaires.* III. *Dermatoses microbiennes et néoplasies.* IV. *Dermatoses inflammatoires.* V. *Dermatoses d'origine nerveuse. Formulaire.*

LA PELADE, par A. Chatin, membre de la Société de Dermatologie, et F. Trémolières, ancien interne à l'hôpital Saint-Louis.

LA CHIRURGIE DU CHAMP DE BATAILLE. Méthodes de pansement et interventions d'urgence d'après les enseignements modernes, par le Dʳ Demmler, membre correspondant de la Société de Chirurgie de Paris.

TRAITEMENT DE LA SYPHILIS, par L. Jacquet, médecin de l'hôpital Saint-Antoine, et M. Ferrand, interne à l'hôpital Broca.

LE PÉRIL VÉNÉRIEN, par H. Labit et H. Polin, médecins principaux de l'armée.

LA LEUCÉMIE MYÉLOÏDE, par P. Menetrier, professeur agrégé, médecin de l'hôpital Tenon, et Ch. Aubertin, ancien interne des hôpitaux de Paris.

EXAMEN ET SÉMÉIOTIQUE DU CŒUR, par les Dʳˢ Pierre Merklen, médecin de l'hôpital Laënnec et Jean Heitz. 2 vol.
    I. *Inspection, palpation, percussion, auscultation.*
    II. *Le Rythme du cœur et ses modifications.*

LES APPLICATIONS THÉRAPEUTIQUES DE L'EAU DE MER par le Dʳ Robert-Simon.

L'HÉRÉDITÉ DE LA TUBERCULOSE, par J. Vires, professeur agrégé à la Faculté de Montpellier.

LA MÉNOPAUSE par Ch. Vinay, professeur agrégé à la Faculté de Médecine de Lyon.

================= **DIVERS** =================

BARD. — Précis d'Anatomie pathologique (*Deuxième édition*), par L. BARD, professeur à l'Université de Genève. 1 vol., avec 125 fig., cart. toile. **7 fr. 50**

BRISSAUD. — Leçons sur les Maladies nerveuses (*Deuxième série*; hôpital St-Antoine), par E. BRISSAUD, professeur à la Faculté de Paris, recueillies par HENRY MEIGE. 1 vol. grand in-8°, avec 165 figures . . . . **15 fr.**

BROCA. — Leçons cliniques de Chirurgie infantile, par A. BROCA, agrégé à la Faculté de Paris. *Deuxième série.* 1 vol. in-8°, avec 99 figures. **10 fr.**

CALMETTE (A.). — Recherches sur l'Épuration biologique et chimique des Eaux d'égout, *effectuées à l'Institut Pasteur de Lille et à la station expérimentale de la Madeleine*, par A. CALMETTE, avec la collaboration de MM. E. ROLANTS, E. BOULLANGER, F. CONSTANT, L. MASSOL.

> Tome I. Avec la collaboration du Pᵣ A. BUISINE. 1 vol. in-8° de IV-194 pages avec 39 figures et 2 planches hors texte. . . . . **6 fr.**
> Tome II. 1 vol. gr. in-8°, de IV-314 pages, avec 45 figures et 11 graphiques dans le texte et 6 planches hors texte.. . . . . **10 fr.**

CALOT. — Traité pratique de Technique Orthopédique, par le Dʳ CALOT, chirurgien en chef de l'hôpital Rothschild, etc.

> I. *Technique du Traitement de la Coxalgie*, avec 178 fig. 1 vol. . . **7 fr.**
> II. *Technique du Traitement de la Luxation congénitale de la hanche*, avec 206 figures et 5 planches. 1 vol . . . . **7 fr.**
> III. *Technique du Traitement des Tumeurs blanches*, avec 192 fig. 1 vol. **7 fr.**

CHAPUT. — Les Fractures malléolaires du Cou-de-Pied et les Accidents du Travail par le Dʳ CHAPUT, chirurgien de l'hôpital Lariboisière. 1 vol. petit in-8° de 160 pages avec 73 figures dans le texte . . . . **3 fr. 50**

DUCLAUX. — Traité de Microbiologie, par E. DUCLAUX.

> Tome I. *Microbiologie générale.* — Tome II. *Diastases, toxines et venins.* — Tome III. *Fermentation alcoolique.* — Tome IV. *Fermentations variées des diverses substances ternaires.*
> Chaque volume grand in-8°, avec figures. . . . . **15 fr.**

GAUTIER (A.). — Cours de Chimie minérale et organique, par ARM. GAUTIER, de l'Institut, professeur à la Faculté de Paris. 2 vol. gr. in-8°, avec fig.

> I. *Chimie minérale. Deuxième édition.* 1 vol. grand in-8°, avec 244 fig. dans le texte . . . . **16 fr.**
> II. *Chimie organique. Troisième édition*, avec la collaboration de MARCEL DELÉPINE, agrégé à l'École supérieure de Pharmacie de Paris. 1 vol. grand in-8°, avec figures. . . . . **18 fr.**

— Leçons de Chimie biologique, normale et pathologique. — *Deuxième édition*, publiée avec la collaboration de M. ARTHUS. 1 vol. in-8°, avec 110 figures. . . . . **18 fr.**

HENNEQUIN et LŒWY. — Les Fractures des Os longs (*leur traitement pratique*), par les Dʳˢ J. HENNEQUIN, membre de la Société de chirurgie, et ROBERT LŒWY. 1 vol. grand in-8°, avec 215 fig. dont 25 planches représentant 222 radiographies originales. . . . . **16 fr.**

KENDIRDJY. — **L'Anesthésie chirurgicale par la Stovaïne,** par le D Léon Kendirdjy, ancien interne des hôpitaux. 1 vol. in-12 de 206 pages, broché. **3 fr.**

KIRMISSON. — **Leçons cliniques sur les Maladies de l'appareil locomoteur** (*os, articulations, muscles*), par le Dr Kirmisson, professeur à la Faculté de Paris. 1 vol. in-8°, avec figures dans le texte. . . . . **10 fr.**

— **Traité des Maladies chirurgicales d'origine congénitale,** par le Pr Kirmisson. 1 vol. in-8°, avec 311 figures et 2 planches en couleurs. . . . . **15 fr.**

— **Les Difformités acquises de l'appareil locomoteur pendant l'enfance et l'adolescence,** par le Pr Kirmisson. 1 vol. in-8°, avec 430 figures **15 fr.**

LANNELONGUE. — **Leçons de Clinique Chirurgicale,** par O. Lannelongue, professeur, membre de l'Institut et de l'Académie de médecine. 1 vol. grand in-8° de 594 pages, avec 40 figures et 2 planches . . . . . . **12 fr.**

LAVERAN. — **Traité d'Hygiène militaire,** par le Dr Laveran. 1 vol. in-8°, avec 270 figures . . . . **16 fr.**

LETULLE. — **La pratique des autopsies,** par M. Letulle, professeur agrégé à la Faculté de Paris. 1 vol. in-8° cavalier de 548 pages, avec 136 figures. Broché, **10 fr.** — Cartonné. . . . . **12 fr.**

MARFAN (A.-B.). — **Leçons cliniques sur la Diphtérie,** et quelques maladies des premières voies, par A.-B. Marfan, professeur agrégé à la Faculté de Paris. 1 vol. grand in-8° de IV-488 pages, avec 68 fig. dans le texte. **10 fr.**

MEIGE (Henry) et **FEINDEL** (E.). — **Les Tics et leur Traitement,** par les Drs Meige et Feindel. 1 vol. in-8° de 640 pages. . . . . **16 fr.**

MENARD. — **Étude sur la Coxalgie,** par le Dr V. Menard, chirurgien de l'hôpital maritime de Berck-sur-Mer. 1 vol. in-8° de IX-439 pages, avec 26 planches hors texte. . . . . **15 fr.**

RECLUS. — **L'Anesthésie localisée par la Cocaïne,** par P. Reclus, professeur à la Faculté de Paris. 1 vol. petit in-8°, avec 59 figures. . . . . . **4 fr.**

ROGER. — **Les Maladies infectieuses,** par G.-H. Roger, professeur à la Faculté de Paris, 2 vol. grand in-8°, avec 117 figures . . . . **28 fr.**

RUDAUX (P.). — **Précis élémentaire d'Anatomie, de Physiologie et de Pathologie,** par P. Rudaux, ancien chef de clinique à la Faculté de médecine de Paris. Avec préface de M. Ribemont-Dessaignes. 1 vol. in-16 avec 462 figures, cartonné toile. . . . . **8 fr.**

THIBIERGE — **Syphilis et Déontologie,** par Georges Thibierge, médecin de l'hôpital Broca. 1 vol. in-8°, broché. . . . . **5 fr.**

TRIPIER. — **Traité d'Anatomie pathologique générale,** par R. Tripier, professeur à la Faculté de Lyon. 1 vol., avec 230 fig. en noir et en couleurs **25 fr.**

WEISS. — **Leçons d'Ophtalmométrie** (*Cours de perfectionnement de l'Hôtel-Dieu*), par G. Weiss, professeur agrégé à la Faculté de Paris. Avec Préface de M. le P^r De Lapersonne. 1 vol. petit in-8°, avec 149 fig. . . . . . . **5 fr.**

E

bi-h

al

ÈTE

M536
S39
1908
Schwartz, Anselme,
Chirurgie du thora:
du membre supérieur.

NAME	DATE DUE

61554. — Imprimerie LAHURE, rue de Fleurus, 9, à Paris.

CPSIA information can be obtained at www.ICGtesting.com
Printed in the USA
BVOW08s2005240914

368195BV00010B/123/P